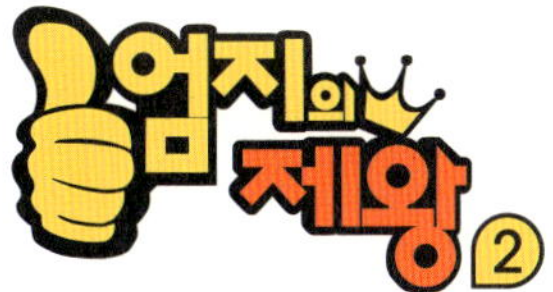

정리

박수경

KBS 〈아침마당〉, 〈TV유치원하나둘셋〉, 〈후토스〉, EBS 〈딩동댕 유치원〉, JTBC 〈행복카페〉 집필
현재—MBN〈천기누설〉, 〈엄지의 제왕〉, 〈나는 자연인이다〉, EBS 〈모여라 딩동댕〉, 〈보니하니〉,
애니메이션 〈발루뽀〉 작가

전연주

책 · 방송 · 뮤지컬 작가. 인터내셔널 코디네이터. 출판된 책으로 〈스펀지2.0〉, 〈멈추지 마, 다시 꿈
부터 써 봐〉, 〈EBS 어린이 지식e〉, MBN〈천기누설〉 시리즈가 있다.

병을 이기는 밥상의 비밀

엄지의 제왕 ❷

초판 1 쇄 발행   2015년 2월 10일

지은이	MBN 〈엄지의 제왕〉 제작팀
감수	서재걸
정리	박수경 전연주
편집	김영혜 권지숙 김민영

발행인	곽철식
발행처	(주)다온북스컴퍼니
출판등록	2014년 9월 18일 · 제2014-000247호

주소	서울 마포구 동교로 144, 5층
전화	02-332-4972
팩스	02-332-4872

인쇄와 제본	(주)M프린트

ISBN   979-11-86182-15-4 (14510)

「이 도서의 국립중앙도서관 출판예정도서목록(CIP)은 서지정보유통지원시스템 홈페이지(http://seoji.nl.go.kr)와 국가자료공
동목록시스템(http://www.nl.go.kr/kolisnet)에서 이용하실 수 있습니다. (CIP제어번호: CIP2015003231)」

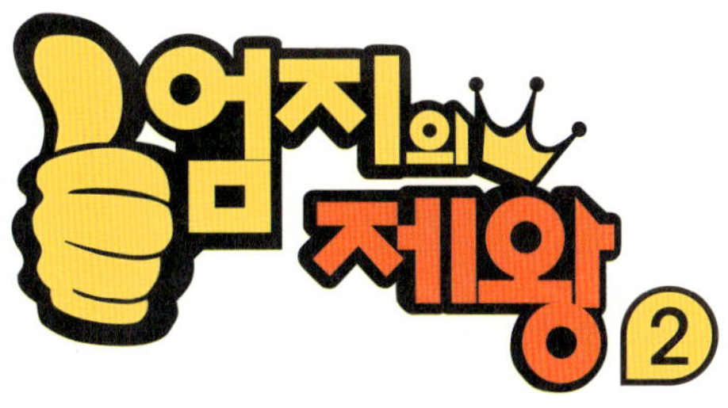

엄지의 제왕 2

MBN 〈엄지의 제왕〉 제작팀 지음 | 서재걸 감수

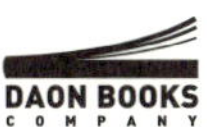

DAON BOOKS
COMPANY

contents

03 물만 잘 마셔도 병이 낫는다

04 장수의 열쇠, 발효음식

05 시간과 순서만 바꿔도 건강해지는 밥상혁명

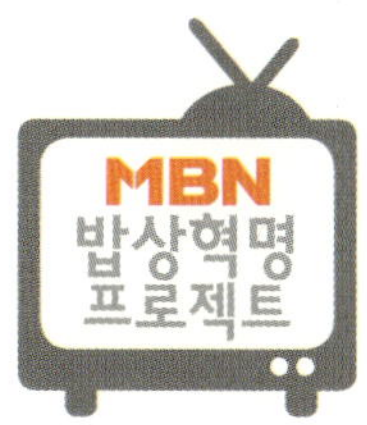

모든 환자는 자신의 몸 안에 최고의 의사(醫師)가 있다

질병과 습관이 얼마나 밀접한 관련이 있는지를 미처 알지 못하던 시절이 있었습니다. 고혈압, 당뇨병, 고지혈증과 같은 진단을 받으면 아무런 의심 없이 병원에 가서 약으로 모든 것을 해결하려는 사람들이 많았습니다. 하지만 병의 근본 원인을 해결하지 않고 약으로 수치만 개선하니 평생 약을 먹으면서 다양한 부작용에 시달리게 됩니다.

그런 추세를 반영하듯 오늘날 고혈압, 당뇨병, 고지혈증, 암, 심장병, 중풍, 아토피, 비염, 천식, 알레르기 질환 등 만성 질환자들로 넘쳐나서 국민 건강의 위기를 초래하였고, 국가 경제에도 큰 부담으로 작용하고 있습니다.

다행스럽게도 MBN의 〈엄지의 제왕〉 프로그램 덕분에 국민들의 건강의식이 많이 변화되고 있다는 것을 피부로 느낄 수 있습니다. 약 대신 밥상을 바꾸고 병원보다 생활습관의 변화가 우선이라는 생각에 공감하는 환자들이 늘어나고 있어 참으로 다행이라는 생각이 듭니다.

와타나베 쇼도 〈기적의 니시건강법〉에서 "병은 약으로 낫는 것이 아니라 스스로의 생명력으로 낫는다. 이처럼 스스로 병을 고치는 힘을 '자연치유력'이라고 한다"고 말했습니다. 인체는 어떤 환경에서도 항상 건강을 유지하려는 항상성을 가지고 있습니다. 인체는 체온과 혈압, 혈당, 콜레스테롤 이외에도 산소, 수분, 염분, 체액이 균형을 이루면서 늘 건강한 상태를 유지할 수 있도록 스스로를 조율합니다. 즉, 모든 기관과 유기적으로 움직이고 있기 때문에 고혈압, 당뇨병, 암을 비롯한 각종 질환도 자연치유력과 항상성을 일깨워 스스로가 치료해야 한다는 것이 저의 소신입니다.

환자들이 가장 궁금해 하는 것은 바로 '내 몸이 언제쯤 좋아질 수 있을까?', '완전히 나을 수 있을까?'일 것입니다. 그에 대한 저의 답은 한결같습니다. 지금 바로 수술을 해야 하는 응급환자가 아닌 이상 모든 환자는 스스로의 노력으로 개선이 가능하다고 말입니다. 인체의 면역력이 살아 있고, 스스로 노력해 나간다면 우리 몸은 언제든지 정상을 되찾을 준비를 하고 있습니다.

이런 저의 확신이 단지 듣기 좋은 위로가 아니라, 인체의 놀라운 능력이며 누구에게나 적용되는 '사실'임을 매번 〈엄지의 제왕〉 방송을 보면서 확인할 수 있었습니다. 〈엄지의 제왕〉은 매회 다른 프로젝트를 진행하면서 '질병은 스스로의 자연치유력으로 나을 수 있다'는 믿음을 방송을 통해 입증하고 사실을 보여주었습니다. 그것이 바로 여타의 건강 프로그램과 MBN의 〈엄지의 제왕〉이 구별되는 점입니다. 짧게는 2주부터 길게는 4개월, 6개월까지 사례자를 객관적으로 추적 관찰하여 실제로 유용한 건강 정보를 주고 있으니 대단히 유익한 프로그램입니다.

서양 의학의 아버지인 히포크라테스도 '모든 환자는 몸 안에 자신만의 의사가 있다. 환자 몸 안에 각각 자리 잡고 있는 의사에게 일할 기회를 주는 것이 의사가 해야 할 최상의 임무다'라고 말한 바 있습니다. 저

역시 전적으로 이 말을 믿으며 환자 스스로의 자연치유력으로 병이 나을 수 있는 길을 끊임없이 연구하여 제시할 것입니다. 그 길에 〈엄지의 제왕〉과 같은 건강과 치유의 근본적 방법을 제시하는 프로그램을 만날 수 있어 기쁘기 그지없습니다.

〈엄지의 제왕〉은 지금도 건강 정보에 관한 최고의 프로그램이기 때문에 많은 사랑을 받고 있지만, 앞으로도 더 많은 사랑과 관심을 받는 프로그램이 되실 진심으로 바랍니다.

이 책에는 〈엄지의 제왕〉에서 다룬 건강법 가운데 정수만을 모았습니다. 특히 전문가의 조언과 사례자의 경험이 풍부하게 실려 있어 집에서 누구나 쉽게 적용하면 좋을 것입니다. 이 책의 최고의 건강 정보를 통해 많은 사람들이 자연치유력으로 질병을 극복할 수 있게 되길 진심으로 기원합니다.

국민의 한 사람으로 오늘의 사랑을 받기까지 수고하신 민성욱 PD님을 비롯한 여러 PD님들, 홍수연 작가님을 비롯한 여러 작가님들과 스태프 분들의 노력과 수고에 진심으로 감사의 마음을 전합니다.

선재광 원장

내 몸의 주인은 나입니다

병에 걸린 환자든 아직 건강한 사람이든 누구나 자신의 몸 상태를 궁금해 하고 병에 걸렸다면 또 치료법을 보다 상세히 알고 싶어 합니다. 하지만 병원이나 의사로부터 충분한 설명을 듣기가 어렵고 짧은 시간 동안의 설명만으로는 이해가 쉽지 않은 것이 현실입니다.

대부분의 사람들이 머리 아프면 두통약, 소화 안 되면 소화제, 피부가 문제면 연고를 찾습니다. 빠른 효과를 보는 처방약도 좋지만 진짜 건강한 삶을 위해서는 우리 몸에 좀 더 관심을 가질 필요가 있지 않을까요? 왜 머리가 아픈지, 왜 소화가 안 되는지, 피부에 왜 항상 뭐가 나는지를 궁금해 하고 또 그런 증상들에 대한 원인들을 고민하고 찾아보는 것이 중요합니다.

요즘은 수많은 면역질환이 생겨나 사람들을 괴롭히고 있습니다. 치료도 쉽지 않아 힘들어하는 사람들이 많지만 병원에 가면 아직까지 원인이 밝혀지지 않았다고만 합니다. 그래서 면역억제제를 처방 받지만 면역억제제가 근본적인 원인을 치료하는 약은 아닙니다. 그렇다면 원인을 설명하고 알려주는 의사도 필요하고 그런 방송이나 책도 절실히 필요할 것입니다.

수많은 면역질환의 명확한 원인을 알 수 없는 게 사실이긴 하지만 다양한 원인을 유추해보고, 문제점들을 확인해주고, 교정해줄 필요는 있다고 봅니다. 술, 담배, 밀가루 음식을 먹지 말라고는 누구나 이야기할 수 있습니다. 하지만 더 중요하고 실질적인 해법은 그런 것들을 먹고 있는 사람들에게 대안을 제시해주는 것입니다.

〈엄지의 제왕〉은 바로 그런 궁금증을 해소시켜주는 프로그램입니다. 방송을 통해서 환자 자신이 병에 대해 이해하고 병이 생긴 근본 원인을 알게 됨으로써, 스스로 치료할 수 있는 좋은 환경을 만들어주고 있다고 생각합니다.

민성욱 PD님, 홍수연 작가님을 비롯한 모든 〈엄지의 제왕〉 제작팀이 만들어내는 방송이 국민 한 사람, 한 사람에게는 자신이 간절하게 찾던 병에 대한 해답이 될 수 있을 것입니다. 우리 몸의 주인은 우리 자신입니다. 건강의 주도권은 이제 국민들에게 돌아가야 한다고 생각합니다. 국민들도 의사를 신뢰하고 자기 자신의 삶에도 최선을 다할 때 진정한 치료가 이루어질 것입니다.

처음 〈엄지의 제왕〉에 출연하기 위해 상암동의 스튜디오로 달려갔던 게 엊그제 같은데 그 사이에 벌써 100회가 지나 명실공히 대한민국 대표 건강 정보 프로그램으로 자리매김한 걸 보니 새삼 기쁘고 감격스럽습니다.

방송을 하면서 매번 다양한 질병을 가진 사례자들과 만나 늘 병원에서 진료하는 것처럼 그분들이 어떻게 습관을 고치고 병을 개선시킬지 열심히 살펴보고 설명을 했습니다. 그런 과정 속에서 사례자들이 음식과 습관 교정을 통해 병이 호전되고 행복한 삶을 살아가는 모습을 지켜볼 때마다 나를 비롯한 〈엄지의 제왕〉의 수많은 전문의와 제작진들은 가슴 벅찬 희열을 느꼈습니다. 그들의 달라진 모습이 곧 우리의 희망이며 밝은 미래이기 때문입니다.

100%짜리 완벽한 치료는 없습니다. 하지만 〈엄지의 제왕〉은 1%짜리 치료방법을 100가지를 모아다가 국민들에게 알려주고자 노력하는 방송입니다. 이 책은 〈엄지의 제왕〉에서 다룬 '내 몸 혁명 프로젝트'를 모아 발간되었습니다. 방송에서 소개된 알짜 건강 정보를 한 권의 책으로 만날 수 있어 기쁩니다. '기적은 기본에 있다!'는 생각을 다시금 일깨워주는 이 책을 통해 더 많은 분들이 또 다른 건강의 기적을 이루길 바랍니다.

서재걸 원장

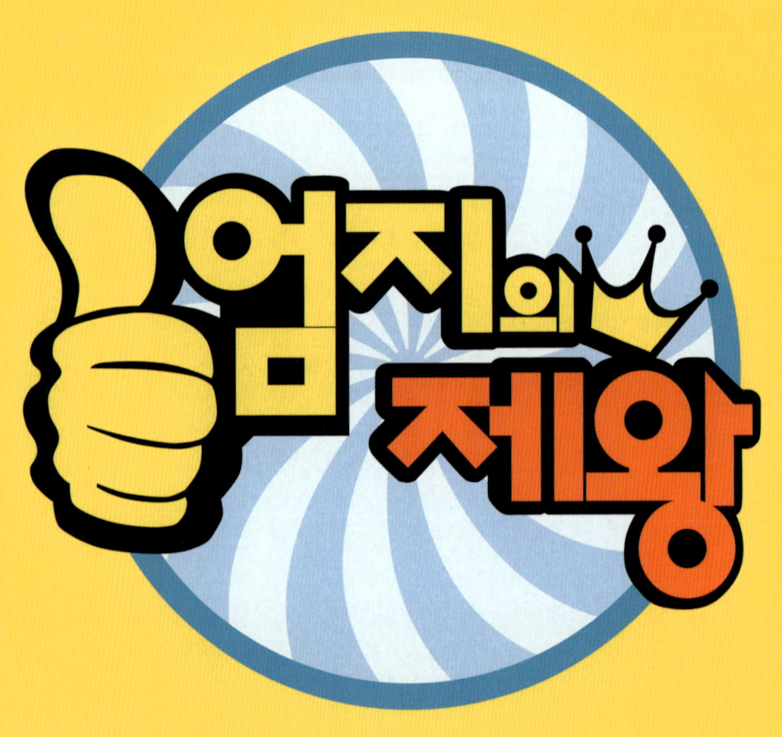
엄지의 제왕

01

건강한 육식
프로젝트

독이 되는 육식
vs 약이 되는 육식

채식 열풍으로 인해 육식이 우리 몸에 해롭기만 한 존재로 오해 아닌 오해를 사고 있다. 올바른 방법으로 먹는다면, 고기는 우리 몸에 약이 될 수 있다. 하지만 육식이 건강에 필요하다는 것만 기억하고, 어떻게, 어떤 부위를 먹어야 하는지를 잊는다면 곤란하다.

우리 몸에 필요한 약이 되는 육식은 무엇이고, 독이 되는 육식은 무엇인지, 또 무엇을 어떻게 먹어야 하는지 자세히 알아보도록 하자.

고기는 건강에 해롭다?

삼겹살, 꽃등심, 치킨, 갈비 등 대부분의 사람들이 고기를 좋아한다.

하지만 고기를 많이 먹으면 비만, 성인병에 걸린다고 생각하는 사람이
많다. 또, 고기를 좋아하면 살이 찐다고 아는 사람이 많다. 정말 고기가
몸에 해롭기만 한 걸까? 살이 찔 수밖에 없는 걸까?

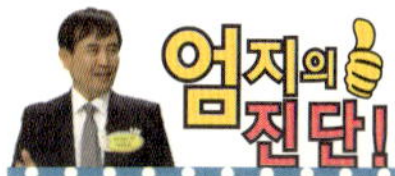

박태균 기자님_ 서울대학교 수의학과 박사, 서울대학교 초빙교수, 한국식품영양학회 부회장,
식품의약전문 기자

└ 아니다! 고기는 죄가 없다! 먹는 방법, 먹는 시간이 문제다

많은 사람들이 고기를 성인병의 원인이며 가능한 먹지 말아야 할 나쁜 식품이라
고 생각하지만, 고기는 건강을 위해 반드시 먹어야 할 필수 식품이다.

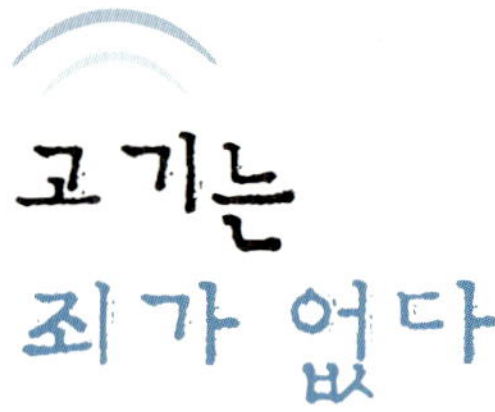

고기는
죄가 없다

건강을 위해 반드시 먹어야 하는 고기. 하지만, 대부분의 한국인들이 하필 몸에 안 좋은 부위만 쏙쏙 골라 먹고 있는 것이 현실이다. 고기는 단백질, 철분, 비타민B를 공급하는 영양학적으로 훌륭한 식품이지만, 사람들이 영양보다는 맛으로 고기를 선택하기 때문에 문제가 종종 발생하게 된다.

사실 전 세계적으로 소고기, 돼지고기를 가장 많은 부위로 나눠서 먹는 민족이 바로 한국인이다. 육식마니아인 한국인들은 부위별로 맛이 다르다고 해서 좋아하는 부위만 골라 먹는 사람도 많다. 다시 말해, 고기는 죄가 없다. 다만, 고기를 먹는 '사람'이 문제다.

결국 고기에 대해 잘못된 정보를 가지고 잘못된 방법으로 먹고 있는 것이 문제라는 뜻이다. 가장 큰 문제는 고기를 먹는 방법에 문제가 있다. 우리가 가장 잘못 먹고 있는 대표적인 3가지 고기, 삼겹살(돼지고기), 꽃등심(소고기), 치킨(닭고기)을 올바르게 먹는 법에 대해 알아보자.

맛있다? 그럼 그건 지방덩어리!

흔히 고기가 맛있다고 느껴지는 부위는 고기의 기름, 즉 지방 때문이다. 부위별로 고기의 맛이 다른 가장 큰 이유는 바로 이 지방의 양이 다르기 때문이다.

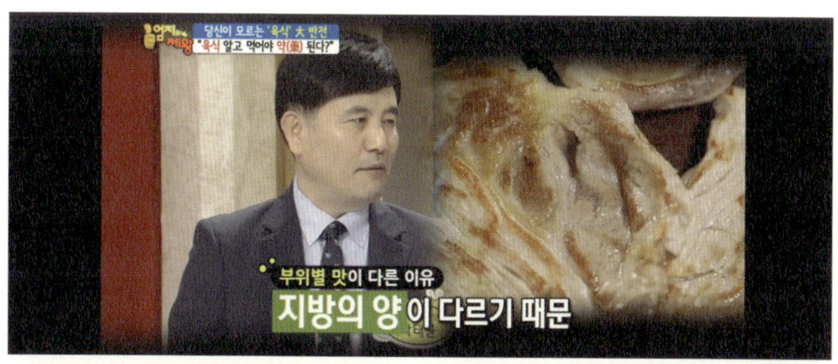

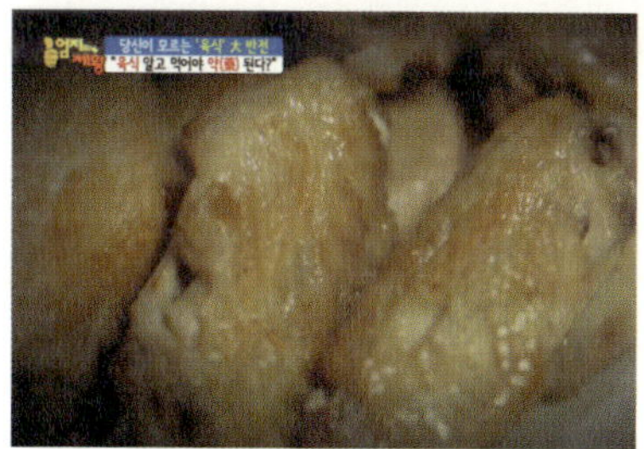

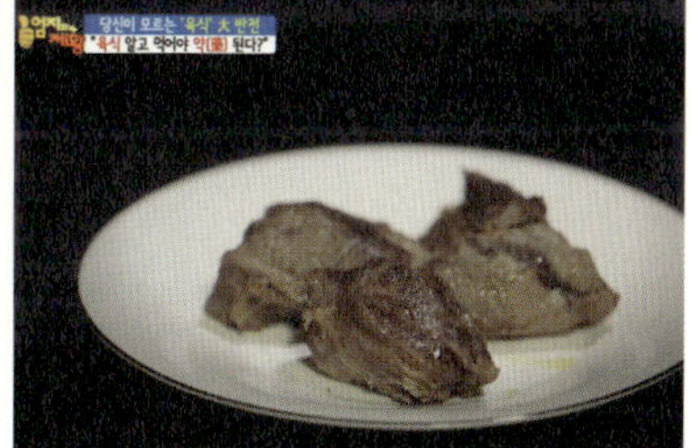

▶ 고기가 맛있는 이유는 기름 때문이다.

한 가지 재밌는 점은, 한국인들이 맛있다고 하는 부위의 공통점이 모두 지방이 많다는 것이다. 과거에 비해 바쁜 현대인들은 씹기 편한 부드러운 부위를 즐겨 찾게 되었다. 지방이 많은 부위는 부드럽고 오래 씹지 않아도 쉽게 먹을 수 있다. 여기에 굽기까지 하면 고소한 맛이 나 자꾸 손이 가게 된다. 이렇게 기름기가 많아 맛이 좋고, 먹기 편해 술술 넘어가는 고기를 '성인들의 이유식' 이라고 부르기도 한다.

국민의 건강을 위협하는 3대 육식

우리가 가장 즐겨 먹고 있으면서 가장 잘못 먹고 있는 3가지 고기에 대해 자세히 살펴보자.

1 삼겹살, 지방을 편식하는 가장 쉬운 방법

우리나라 사람들이 가장 많이 먹는 고기는 삼겹살이다. 하지만, 삼겹살은 주식처럼 먹는 부위가 아니다. 전 세계적으로 기름기가 반 이상을 차지하는 삼겹살을 한꺼번에 그렇게 많은 양을 먹는 곳은 우리나라뿐이다. 삼겹살은 단백질에 비해 기름(지방)이 많아, 1인분 200g 안에 50g의 지방이 들어 있다. 그럼에도 우리나라는 세계에서 삼겹살을 가

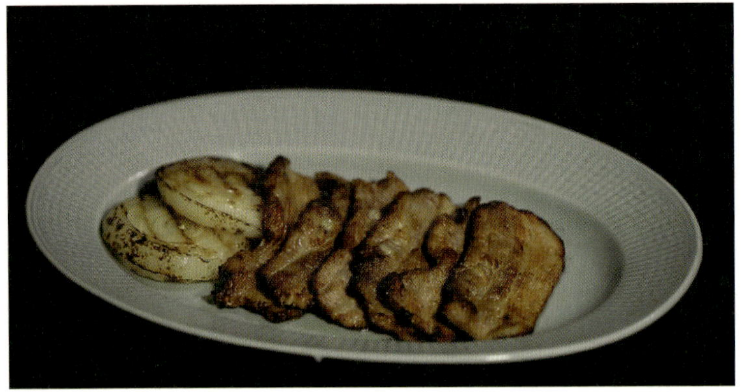

▶ 삼겹살

장 많이 수입해 '삼겹살 블랙홀'이라는 별명이 있을 정도다.

그렇다면 삼겹살은 어떻게 먹어야 내 몸에 해롭지 않을 수 있을까?

삼겹살은 기름, 즉 지방이 너무 많은 것이 문제다. 따라서 삶아 먹는 것이 좋다. 불판에 구워 1인당 200g 이상 먹는 방법은 지방을 과잉 섭취하게 되므로 잘못된 방법이다. 불판에 구워서 그 기름에 김치 볶고, 또 밥 볶고 해서 먹는 건 좋은 고기를 가장 나쁘게 먹는 방법이라고 할 수 있다.

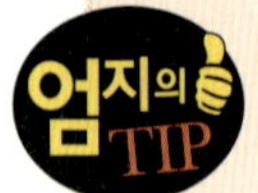

돼지고기, 다 나쁠까?

돼지고기는 우리 몸에 무척 좋은 식품이다. 하지만, 수많은 돼지고기 부위 중에서 가장 영양적으로 부족한 부위가 바로 삼겹살이다. 좋은 부위를 두고 지방이 많고 비타민 함량이 적은 삼겹살을 편식할 필요는 없다.

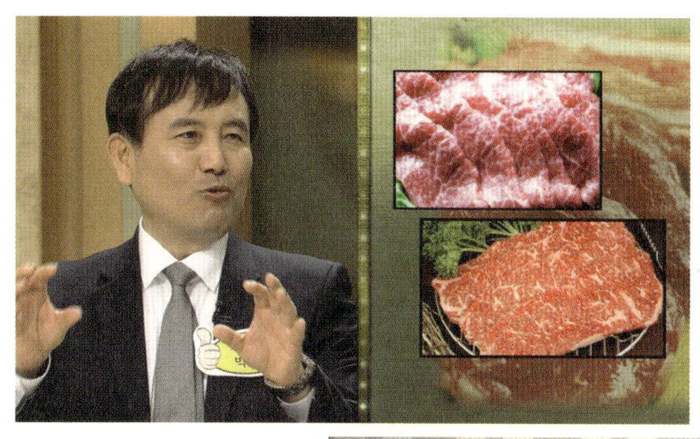

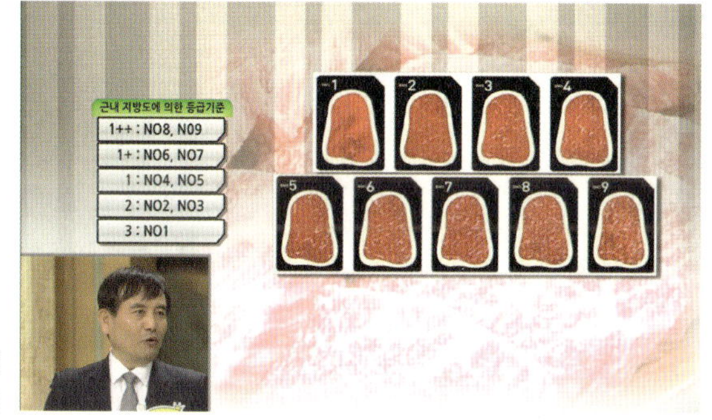

▶ 꽃등심의 등급 기준은 지방이
　많이 퍼져 있을수록 높다.

② 꽃등심, 등급과 건강은 반비례

　질 좋고 맛있는 고기라고 생각하는 꽃등심도 유의해야 할 점이 있다. 꽃등심을 먹되, 꽃등심의 지방 함량을 기억하고 먹는 것이 중요하다. 대부분의 사람들은 1++인 투플러스 등급, 즉 마블링이 하얗게 있는 고기가 가장 좋고 맛있다고 생각하는데, 그렇지 않다. 이 마블링은 지방으로, 지방이 눈꽃같이 퍼져 있는 것이 특징이다. 지방이 많이 퍼져 있을수록 등급이 높은데, 건강을 위해 꽃등심은 지방이 없는 등급이 낮은 것으로 먹어야 한다.

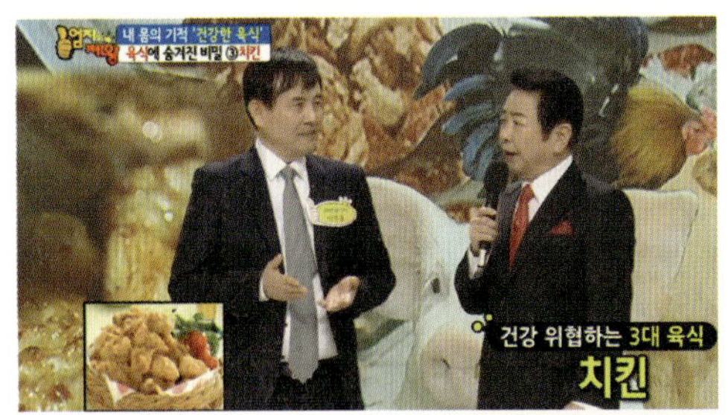

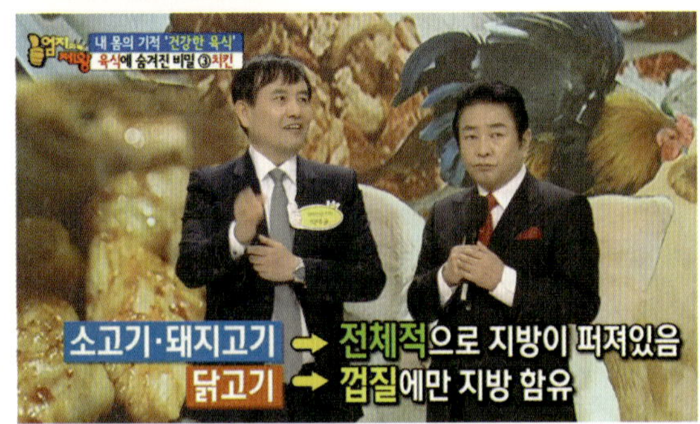

▶ 치킨은 껍질을 떼고 먹는 것이 좋다.

③ 치킨, 약을 독으로 뒤바꾸는 껍질

닭고기는 흰색 고기로, 웰빙육으로 불리기도 한다. 건강을 위해서라면 닭고기는 약이 되지만, 튀겨 먹는 치킨은 독이 될 수 있다. 닭고기에 튀김옷을 입혀 튀기면, 두꺼운 튀김옷이 기름을 흡수해 고열량·고지방 식품이 되어버리기 때문이다. 더구나 고소한 맛을 위해 쇼트닝 같은 트랜스지방을 사용한다. 트랜스지방은 좋은 지방과 나쁜 지방의 균형을 깨뜨려 좋은 점은 완전히 없애고 몸에 나쁜 영향만 미치게 하는 최악의 식품이다.

또한, 돼지고기와 소고기는 지방이 전체적으로 퍼져 있는 반면, 닭

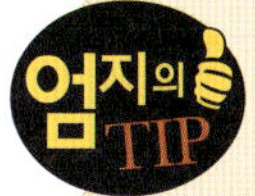

그래도 치킨이 먹고 싶다면?

착한 기름으로 튀긴 치킨은 간혹 한 번씩 먹는 건 괜찮다. 단, 트랜스지방이 들어간 치킨은 건강을 위해 절대로 먹지 않는 것이 좋다. 또, 치킨은 튀김옷이 얇은 것을 먹는 것이 낫다.

고기는 껍질에만 지방이 함유되어 있다. 그렇기 때문에 껍질을 떼고 먹는 것이 건강한 닭고기 섭취법의 기본이다.

고기 먹어야 장수한다

밤에 먹는 고기는 독

전문가들은 대부분의 사람들이 고기를 먹지 말아야 할 시간에 먹고 있다고 조언한다. 그런데 대부분의 사람들이 고기를 주로 밤에 먹고, 양도 과식을 하고는 바로 잔다. 이렇게 먹으면 건강에 안 좋은 영향을 미칠 수밖에 없다.

그렇다면 올바른 방법, 올바른 시간에 고기를 먹으면 건강에 아무런 문제가 없을까? 건강에 아무 문제가 없는 정도가 아니라 오히려 건강해지고 오래 살 수 있다. 특히, 50대 이후부터는 고기를 반드시 먹어야 한다. 고기를 반드시 먹어야 하는 이유는 많지만, 그중에서 가장 눈에 띄는 것은 고기를 제대로 먹으면 장수한다는 것이다.

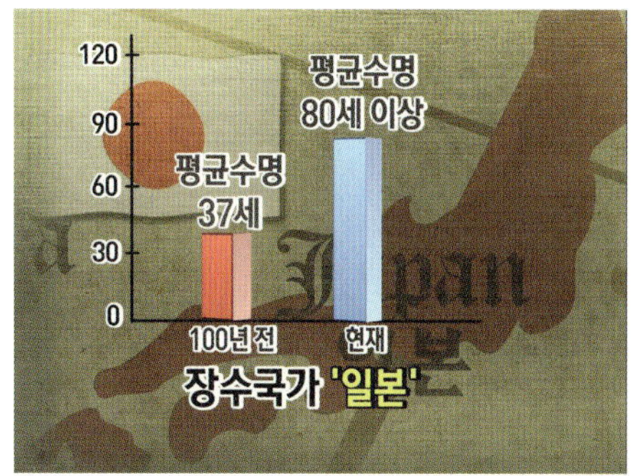

▶ 일본의 수명 그래프

삶은 고기는 장수의 비결

세계적인 장수 국가인 일본은 100년 전만 해도 평균 수명이 37세에 불과했지만 지금은 80세가 넘어 세계 최장수국이 되었다. 불과 100년 사이에 3배 가까이 수명이 늘어난 이유가 바로 고기에 있다.

일본은 원래 한국처럼 채식 위주의 식단이었다가 2차 세계대전과 도쿄올림픽 이후에 육류 소비량이 폭발적으로 늘었다. 이후, 고기를 먹고 감염성 질환이 대폭 줄어들면서 수명이 2배나 늘어나게 되었다.

실제로, 일본의 오키나와에서는 돼지고기의 등심과 안심을 삶아서 섭취하는 사람들이 많다. 건강, 장수를 위해서는 고기를 구워 먹는 것보다 삶아서 기름을 빼고 먹는 것이 적절한 섭취법이다.

나이가 들면 단백질 보충은 필수!

우리 몸에서 수분을 제거하면 90% 이상이 단백질이다. 40~50대가 되면 단백질 소모량이 급증하는데, 이는 몸이 새로운 세포로 교체될 때 양질의 단백질이 필요하기 때문이다. 양질의 단백질을 통해 노화를 막고 항체 등을 만들어 건강을 유지해야 한다.

단백질을 보충하는 방법은 2가지로, 고기를 섭취할 것이냐 운동을 해서 근육량을 늘릴 것이냐 하는 것이다. 만약 육류 섭취를 제한하고 운동량이 부족하면 기운 없이 살게 되는 결과를 낳는다. 신경전달물질인 세로토닌, 멜라토닌, 도파민 같은 것들도 단백질로 구성되어 있는데, 단백질을 충분히 섭취하지 않으면 신체 및 정신 건강에 적신호가 켜지게 된다. 따라서 적정량의 육류와 채소를 함께 섭취해야만 기운도 있고 건강하게 살 수 있는 것이다.

건강하게 골라 먹는 법

앞서 지적했듯, 어떻게 먹고 있느냐 하는 문제만큼 먹고 있는 부위에 대한 올바른 지식도 중요하다. 같은 고기라고 해도 고기의 부위별로 영양소가 다르기 때문이다. 내 몸을 건강하게 지키려면 고기의 좋은 부위와 나쁜 부위를 선별할 줄 알아야 한다.

1 소고기 : 갈빗살 vs 사태살

기름이 흐르는 갈비가 퍽퍽한 사태보다 맛있다는 것은 누구나 알고 있다. 하지만 직접 눈으로 두 부위의 기름 양을 비교해보면, 엄청난 차이가 있다는 점을 알 수 있다. 한 근(600g) 기준으로 갈비에는 147g, 사태에는 24g의 지방이 들어 있으니, 이는 약 7배의 차이가 나는 셈이다. 지방이 많은 부위를 섭취하는 것이 독 되는 육식을 부르는 지름길이 되는 것이다.

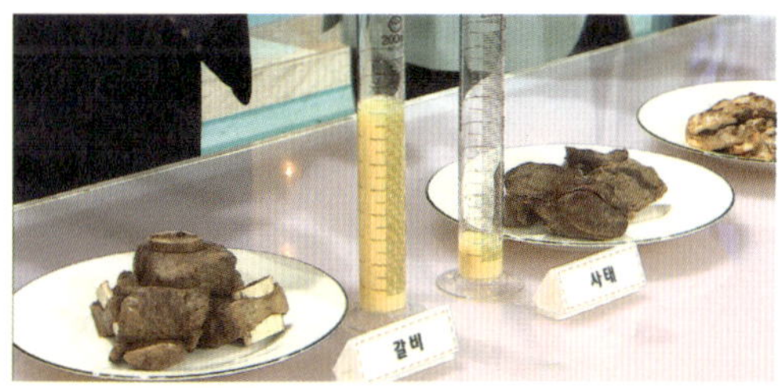

▶ 갈빗살과 사태살 비교

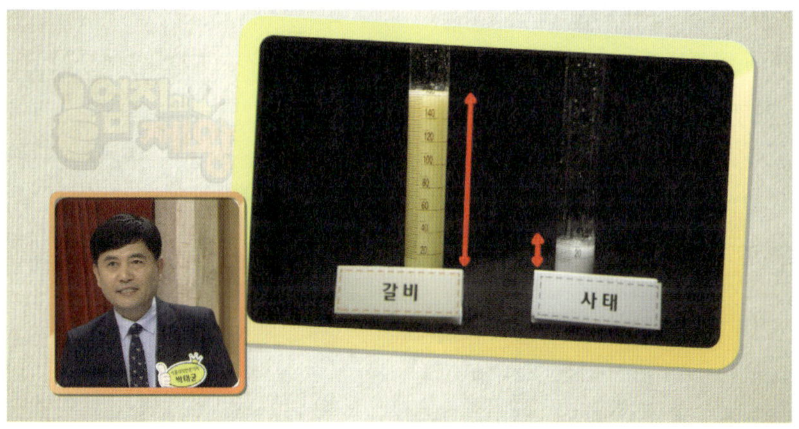

▶ 기름 양 비교

② 돼지고기 : 삼겹살 vs 목살

한국 사람들이 가장 즐겨 찾는 돼지고기의 부위는 삼겹살과 목살이다. 삼겹살은 보통 구워서 먹고, 목살은 찌개에 넣어 먹는 경우가 많다. 두 부위의 기름 양을 비교해보면, 한 근을 기준으로 했을 때 삼겹살에는 171g, 목살에는 57g의 지방이 포함되어 있다. 이는 약 3배 정도의 차이다.

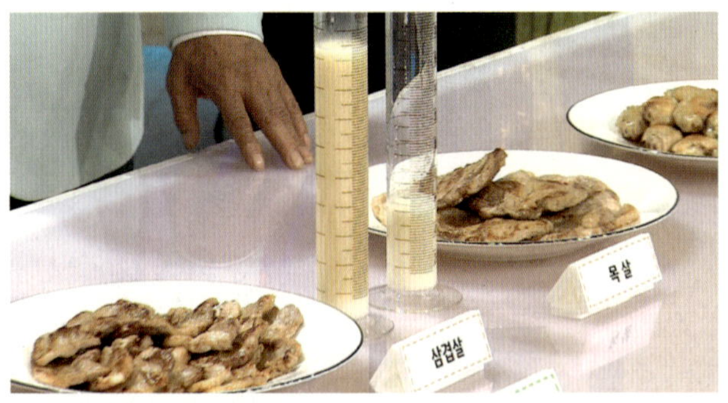

▶ 삼겹살과 목살 비교

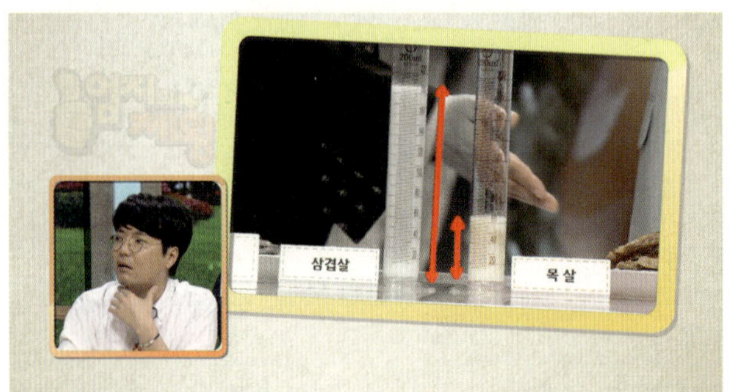

▶ 기름 양 비교

③ 닭고기 : 날개 vs 가슴살

닭고기의 경우도 기름의 양이 부위별로 차이가 많이 난다. '불금엔 치맥'이라고 하여, 불타는 금요일 밤에 치킨과 맥주를 즐겨 먹는 한국인들이 많다. 또, 치킨 하면 날개라며 닭날개를 꼭 찾아 먹는 사람들도 있는데, 600g 기준으로 볼 때 닭날개에는 90g의 지방이, 닭가슴살에는 3g의 지방이 포함되어 있다. 무려 30배의 차이가 나는 것을 확인할 수 있다. 운동을 하는 사람들이 근육을 키우기 위해 단백질인 닭가슴살을 먹는 이유도 지방이 거의 없기 때문이라는 것을 알 수 있다.

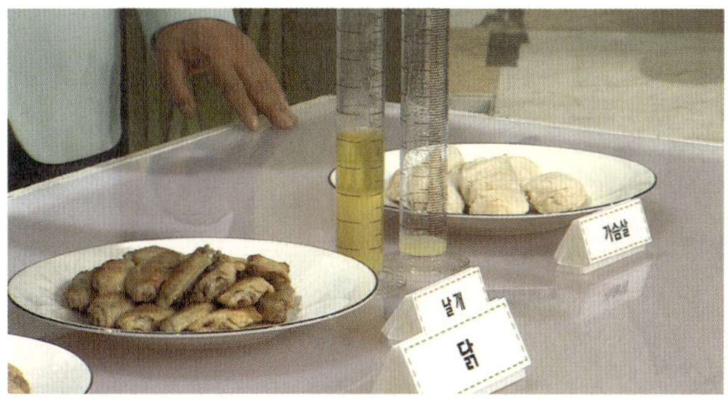

▶ 닭날개와 닭가슴살 비교

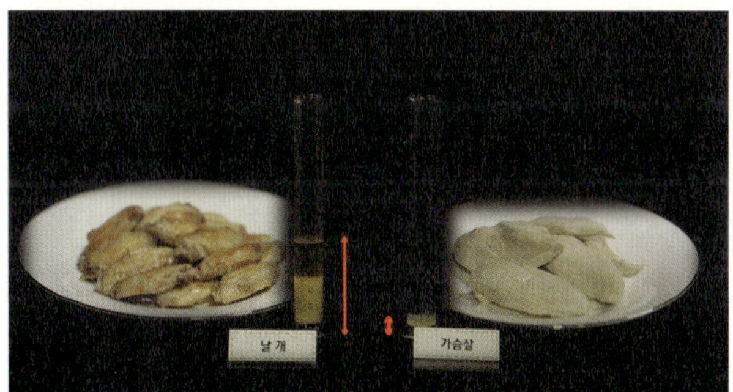

▶ 기름 양 비교

Q1 왜 고기가 성인병의 주범이라는 말이 생겼을까?

고기는 성인병의 주범이 아니다.

오히려 고기를 먹어야 성인병을 극복할 수 있다. 성인병이 고기에서 온다는 것은 외국에서 많이 발표한 사실이다. 하지만 미국인들과 한국인들은 고기를 먹는 양 자체가 다르다. 한국인이 평균 1년에 43kg의 고기를 먹는 반면, 미국인들은 83kg을 먹는다. 즉, 2배 가까이 섭취하고 있다. 또한 미국인들은 햄, 베이컨, 소시지 등 가공육을 많이 먹는 반면, 한국인들은 생고기로 먹는 경우가 대부분이다. 먹는 방법을 잘 알고 제대로 섭취한다면, 고기를 먹는다고 성인병에 걸리지는 않는다.

Q2 고기를 안 먹으면 아플까?

그렇다.

고기 섭취를 금하면 면역력이 떨어져 자연치유력이 감소된다. 고기가 면역력의 주체가 되기 때문이다. 쉽게 말해, 예방주사 항체의 주성분이 단백질이며 간에 쌓인 지방을 배출하는 성분도 단백질에 들어 있다.

Q3 • 콩, 두부 등 식물성 단백질로 고기가 대체 가능한가?

그렇지 않다.

콩은 '밭에서 나는 소고기'라고 불릴 만큼 건강에 좋다. 하지만, 영양학적으로 본다면 동물성 단백질이 더 뛰어나다. 식물성 단백질은 불완전단백질, 동물성 단백질은 완전단백질이다. 그리고 동물성 단백질은 조리를 해도 손실되지 않고 체내 흡수율이 높다.

Q4 • 하루에 고기를 얼마나 섭취해야 할까?

동물성 단백질은 50~70g 정도 섭취하는 것을 권장한다.

쉽게 하루 평균 단백질 섭취량을 계산하는 법은, 자신의 체중 kg을 g으로 바꿔서 생각하면 된다. 즉, 50kg이면 하루에 50g의 단백질을 먹어야 하는 것이다. 이때, 단백질의 양은 고기의 양과는 다르다는 것을 알아야 한다. 만약 단백질 20g을 섭취해야 한다고 하면, 소고기 100g을 먹어야 한다.

60kg 성인 기준, 소고기(안심)와 돼지고기(목살)는 약 300g, 닭고기(가슴살)는 약 260g을 섭취할 것을 권장한다.

고기는 암의 원인이 아니다?

고기가 암의 원인이 된다고 하는 것은, 고기에 대한 가장 대표적인 오해다. 많은 사람들이 암을 예방하거나 극복하려면 몸을 알칼리성으로 만들어야 하는데 고기는 산성 식품이기 때문에 암을 유발한다고 생각한다. 그러나 이것은 잘못된 상식이다. 우리가 건강을 위해 먹는 현미, 달걀도 산성 식품이기 때문이다.

실제로 암환자의 20%는 영양결핍을 겪고 있다는 연구결과도 있다. 암환자에게는 단백질이 필요하기 때문에 고기를 반드시 먹어야 한다. 문제는 채소와 함께 먹지 않고 육식만 하는 데 있다. 섬유질은 대장 내에 사는 유산균의 밥이 되기 때문에 섬유질을 충분히 먹어야만 장 건강이 유지 가능해진다. 신선한 채소를 먹지 않아 유산균 수가 줄어들면 장내 균들의 균형이 깨지고 면역력이 저하되는 결과를 불러오기 때문이다. 즉, 암에 걸리더라도 반드시 고기를 먹어야 하는데, 채소와 함께 소화가 잘되는 기름기 없는 살코기를 챙겨 먹어야 면역력을 높일 수 있다.

약이 되는
고기 부위 BEST 3

① 돼지고기 : 뒷다리살이 답이다

우리나라 국민이 가장 즐겨 먹는 고기가 돼지고기다. 그중 〈엄지의 제왕〉에서는 뒷다리살을 최고의 부위로 추천한다. 돼지고기에는 비타민 B_1이 풍부하게 들어 있는데, 특히 뒷다리살에 비타민 B_1이 많이 포함되어 있다.

'정신건강 비타민'으로도 불리는 비타민B_1은 신경계통의 원활한 작용을 위해 없어서는 안 되는 영양소이다. 비타민 B_1이 부족하면 신경에 염증이 발생하고 손발저림 증상이 생길 수 있다. 가격도 저렴하면서 삼겹살에 비해 지방 함량도 적고 최고의 영양을 가진 뒷다리살을 건강한 육식으로 추천한다.

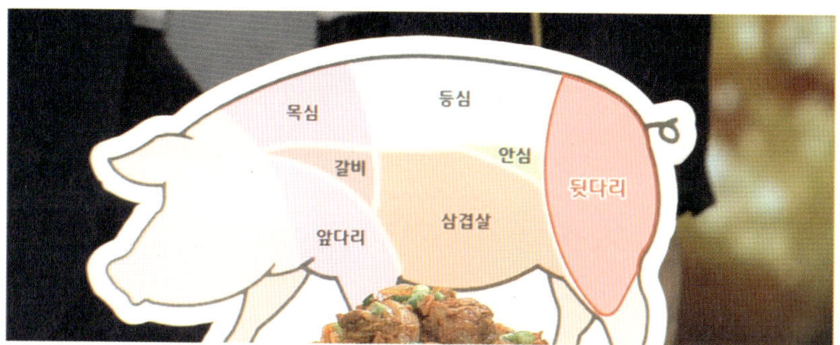

▶ 돼지고기 부위 이름

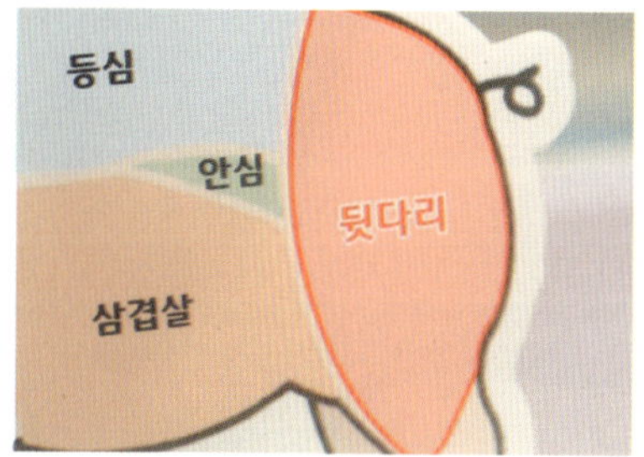

▶ 뒷다리살

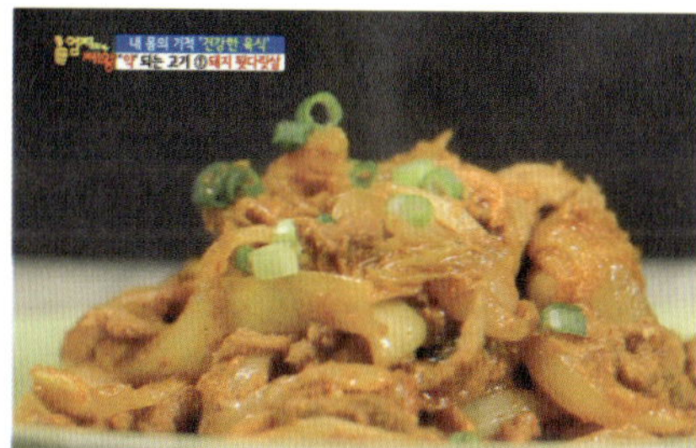

▶ 뒷다리살 양파볶음

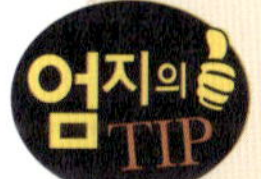

돼지고기 뒷다리살, 어떻게 먹을까?

뒷다리살은 기름기가 적어 수육, 볶음 등 모든 요리가 가능하다. 이 때, 뒷다리살을 양파와 함께 요리하면 양파에 있는 알리신과 뒷다리살의 비타민B_1이 결합하여 활성 비타민의 체내 흡수를 10~20배 높여준다. 신진대사를 활발히 하고 피로회복에 도움을 주므로 종합 비타민제를 따로 먹는 것보다 돼지고기 뒷다리살과 양파를 함께 먹는 것을 추천한다. 특히 양파는 돼지 지방을 녹이는 데 탁월하여 몸속에 지방이 쌓이는 것을 막을 수 있다.

② 소고기 : 홍두깨살을 먹자

홍두깨살은 소의 엉덩이 쪽에 있는 부위로, '우둔'이라고도 한다. 우둔은 지방이 거의 없어서 육회, 장조림의 재료로 쓰이고, 지방이 없고 부드러워 맛도 좋다. 소고기가 건강에 나쁘다는 누명을 쓰게 된 건 과다한 기름 때문인데, 기름기 없는 부위를 먹으면 질 좋은 단백질의 섭취가 가능하다. 실제로 홍두깨살의 지방량은 삼겹살의 절반 정도다.

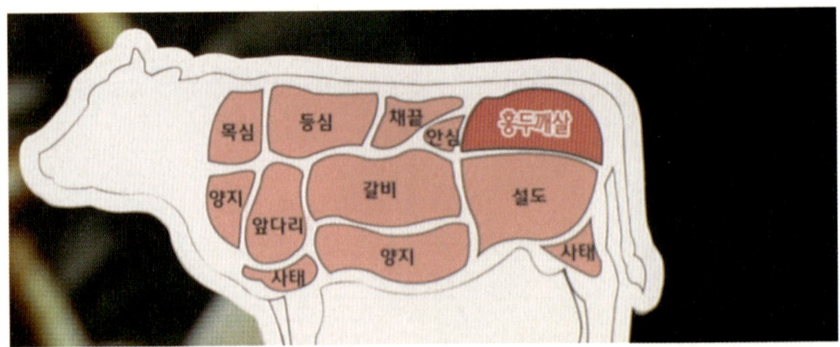

▶ 소고기 부위 이름

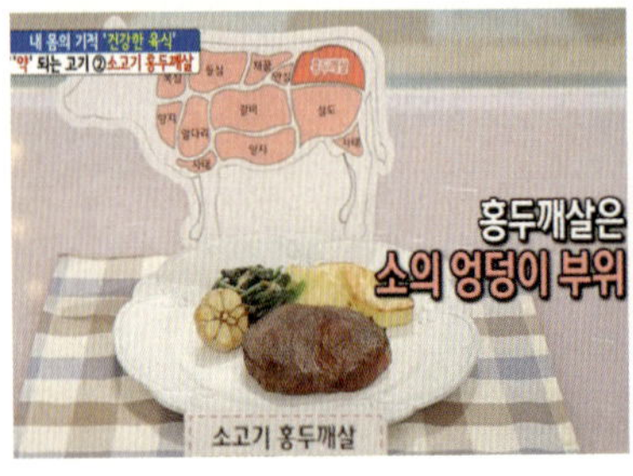

▶ 홍두깨살

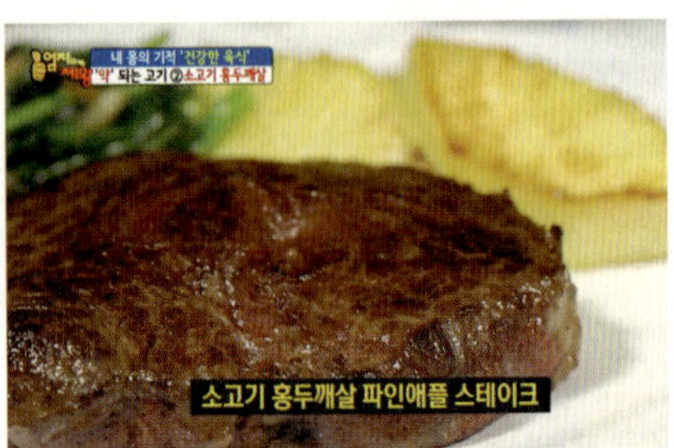

▶ 홍두깨살 파인애플 스테이크

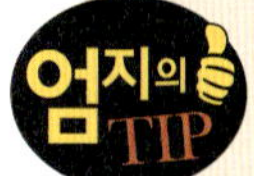

소고기 홍두깨살, 어떻게 먹을까?

홍두깨살은 파인애플과 함께 요리하면 좋다. 파인애플은 브로멜린이라는 분해효소를 지니고 있는데, 고기를 양념할 때 사용하면 연육작용을 하고 소화에도 좋다. 관절이 약한 사람은 파인애플과 고기를 함께 먹으면 관절이 부드러워진다. 또한, 동맥경화 등을 예방해주는 칼륨도 많이 들어 있기 때문에 소고기의 홍두깨살과 파인애플을 함께 먹는 것을 추천한다.

❸ 닭고기 : 닭발의 콜라겐을 먹자

닭가슴살도 좋지만, 닭발은 약 대신 먹는 부위라고 할 수 있을 만큼 건강에 좋다. 닭발에 들어 있는 풍부한 콜라겐이 고혈압약만큼의 혈압 강하효과를 발휘한다.

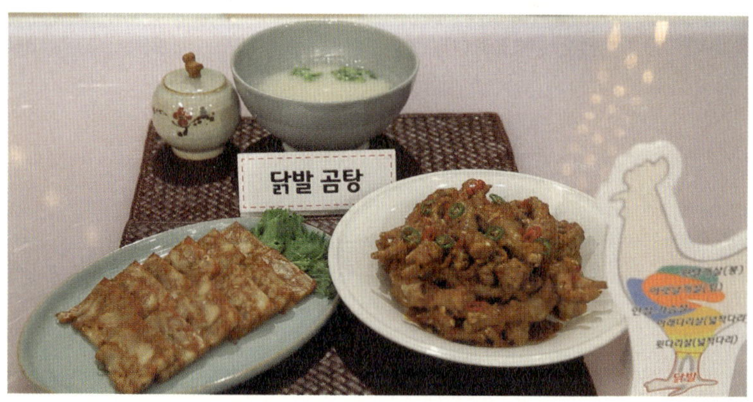

▶ 닭발로 만든 요리들(시계 방향으로 닭발곰탕, 닭발볶음, 닭발편육)

일본 히로시마 대학교 사이카 아이 박사팀의 연구를 보면, 닭발로부터 콜라겐이 섞인 4개의 다른 단백질을 추출해 고혈압 쥐에게 먹인 결과, 8시간 만에 혈압이 크게 떨어지고 효과가 4주 동안 지속되었다는 보고가 있다.

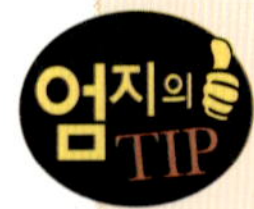

닭발의 콜라겐, 피부미용에 효과가 없다?

닭발에 있는 콜라겐이 그대로 피부 콜라겐이 되지는 않지만, 효과가 전혀 없다는 건 잘못된 정보다. 콜라겐 단백질은 피부가 아니라 뼈, 힘줄, 연골, 혈관 등 다른 장기를 만드는 데 이용된다. 콜라겐은 몸에서 자체 합성되는 단백질이지만, 20세가 지나면 합성 속도가 느려지고 40대에는 20대의 절반 수준이 된다. 그렇기 때문에 닭발을 통해 콜라겐을 섭취하면 관절 건강을 돕고 골다공증을 막아주는 효과가 있다.

닭발, 어떻게 먹을까?

우선 닭발은 시장의 닭집이나 대형 마트에 가면 쉽게 구할 수 있다. 특히 뼈를 제거한 닭발도 손질해서 팔고 있어, 이를 이용하면 누구나 쉽게 요리할 수 있다. 단, 닭곰탕을 만들 때에는 뼈가 있는 닭발을 구입해야 한다.
닭발을 먹을 때는 너무 맵게 먹는 것보다는 푹 고아서 닭곰탕처럼 먹거나 편육으로 만들어 먹도록 한다. 혹은 양파, 생강으로 양념을 해서 맵지 않게 볶아 먹어도 좋다.

고기와 깻잎은 최고의 궁합

지금까지 건강하게 먹을 수 있는 고기 섭취법을 알아보았다. 그런데, 여기에 함께 먹는 것만으로도 더 건강해질 수 있는 비법이 있다고 한다. 그 주인공은 바로, 깻잎이다.

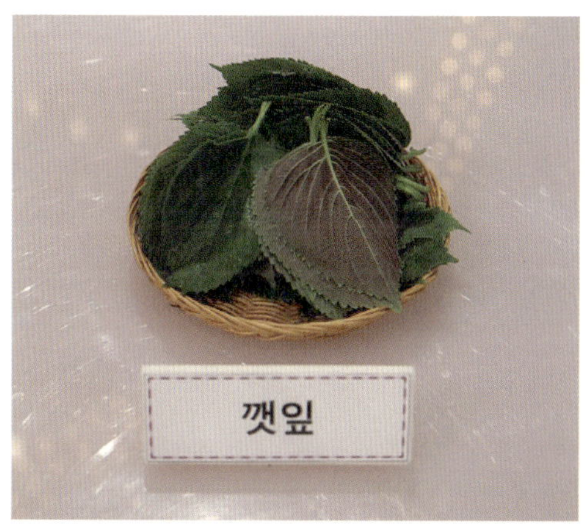

▶ 깻잎

깻잎은 전 세계에서 우리나라만 먹는 채소다. 깻잎에는 혈액 속 기름을 배출하는 효능이 있는데, 흔히 사람들이 피 해독을 위해 들기름을 먹는 것과 같은 원리다. 고기를 먹을 때 상추 대신 깻잎과 함께 먹는다면, 콜레스테롤에 대한 걱정에서 어느 정도는 해방될 수 있다.

기름기 없는 고기를, 매일, 채소와 함께 먹으면 된다!
건강한 육식이야말로 무병장수의 지름길이다. 고기에 대한 오해를 풀고 즐겁게
먹자!

건강한
육식 프로젝트

고혈압, 고지혈증, 당뇨병이 고기 때문에 생긴다고 생각하는 4명의

참가자가 〈엄지의 제왕〉과 함께 한 달 동안 프로젝트를 진행해보았다.

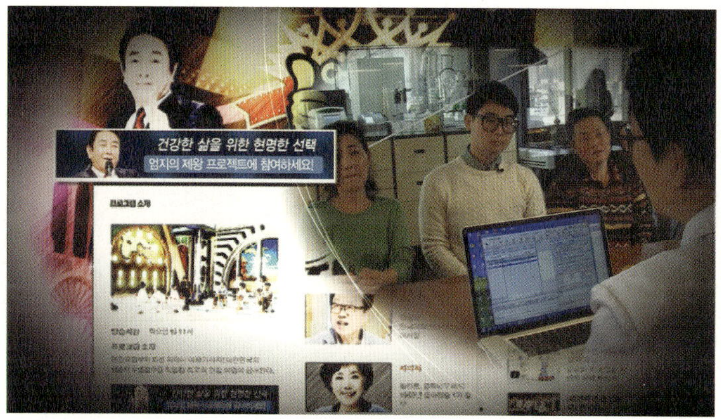

▶ 프로젝트를 위한 참가자 모집 과정

좋아하는 고기를 계속 먹으면서도 동시에 성인병을 극복할 수 있는 '건강한 육식 프로젝트'의 진행 과정과 결과를 통해 건강한 육식 섭취 방법을 알아보자.

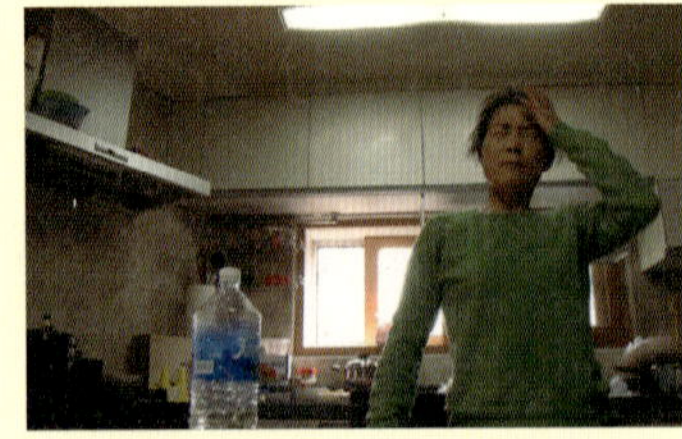

❶ 윤정자(58세, 여)
당뇨병, 동맥경화, 혈액순환장애, 탈모

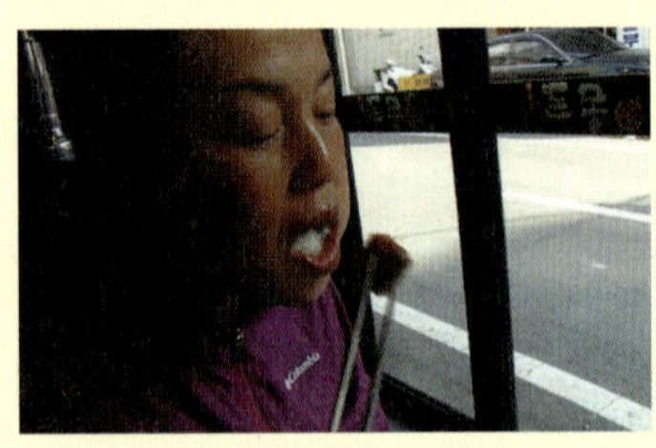

❷ 박금화(54세, 여)
당뇨병, 혈관협착증, 수족냉증, 설사

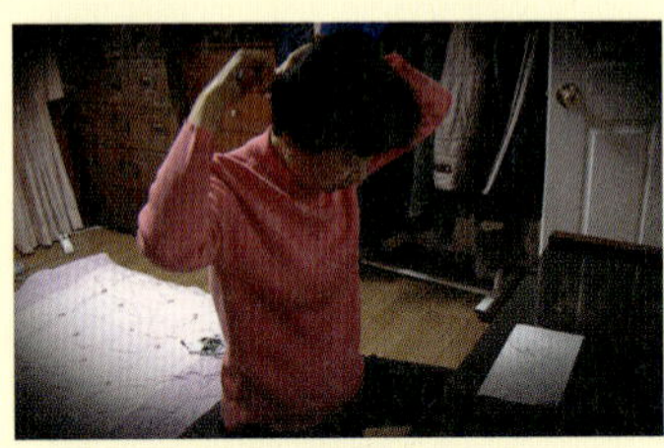

❸ 강혜란(57세, 여)
당뇨병, 고혈압, 고지혈증, 갑상선기능항진증, 탈모

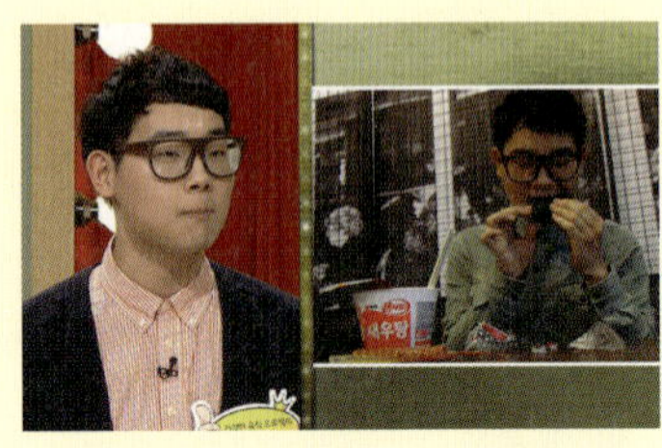

❹ 김명원(25세, 남)
당뇨병, 고혈압

 고기를 먹으며 성인병을 고치자

"전 많이 붓는 게 문제였어요. 손발저림도 심했고 탈모도 있었어요. 동맥경화 때문에 혈액순환제를 먹고 있었고, 당뇨병도 있었죠. 당뇨병 발

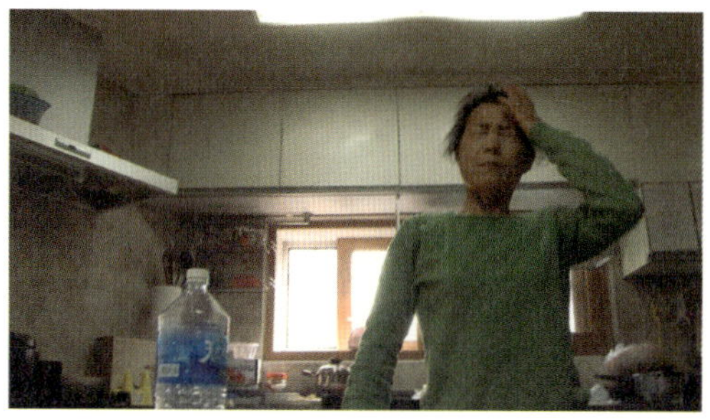

▶ 당뇨병 발병 후 피로감이 심해진 윤정자 씨

병 후 갑자기 피로감이 심해지고 짜증과 스트레스가 많아졌죠."

윤정자 씨는 평소에 고기를 즐기는 편이 아니었다. 대신, 밥을 먹고 나서 간식으로 빵과 떡을 즐겨 먹는 습관이 있었다. 당뇨병 발병 이후에 현미가 좋다고 해서 찰현미를 먹었다.

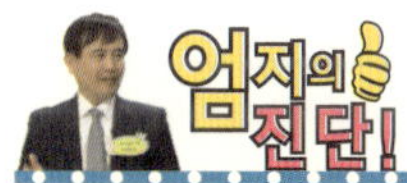

└ 고기를 먹어야 한다!

고기를 먹지 않아 건강에 문제가 생긴 대표적인 사례이기에 고기를 먹는 것만으로도 증상 완화의 효과를 볼 수 있다. 그리고 당뇨병 진단 후 건강에 좋다고 하여 먹었던 찰현미는 오히려 당 수치를 더 높이므로 끊어야 한다. 차진 곡식, 좁쌀, 수수는 당뇨병 환자에게 좋지 않다.

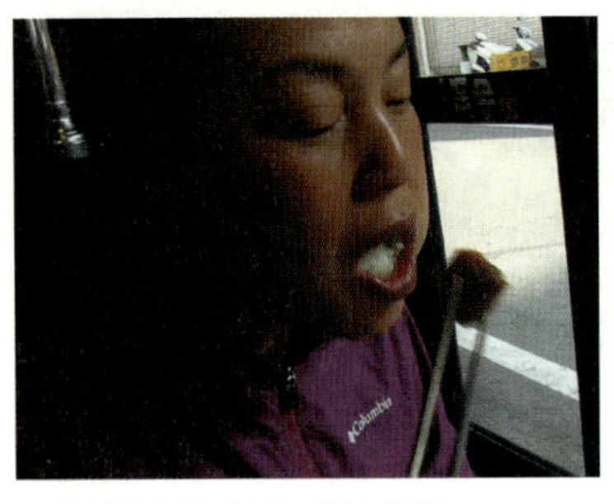

▶ 삼겹살을 즐겨 먹는 박금화 씨

"프로젝트 전에는 안면마비가 심했어요. 공복혈당이 265가 나올 정도였죠. 척추협착증이 오고, 손발마비 증세로 잠을 못 자고, 피부는 심한 건선이었어요. 또 만성 설사로 고생하고 있었어요. 당뇨약, 혈액순환 개선제 등을 계속 먹고 있었고요."

박금화 씨는 어렸을 때 불우하게 자랐던 성장배경 때문에 쌀밥과 고기를 먹으면서 행복을 느꼈다고 한다. 고기를 먹을 때는 삼겹살을 구워서 자주 먹었는데, 혼자 먹으면 600g까지 먹을 정도였다. 그리고 채소를 먹으면 돈이 아까운 기분이 들어 고기를 먹으면서 채소는 절대 먹지 않고 삼겹살과 밥 위주로 먹었다.

하지만 당뇨병 판정을 받았을 무렵, 사촌언니가 당뇨 합병증으로 눈이 실명되어 합병증에 대한 불안감이 늘 스트레스였다고 한다. 어떻게든 당뇨병을 극복하고 건강해지고 싶은데 행복을 주는 고기를 끊을 수가 없어서 이번 프로젝트에 참가하게 되었다.

"당뇨병 판정을 받고 나서는 고기가 안 좋다고 해서 고기를 줄이고 흰쌀밥은 그대로 먹었어요. 고기를 줄이니 먹고 싶은 거 참아야 하는 스트레스가 너무 심해 힘들었죠."

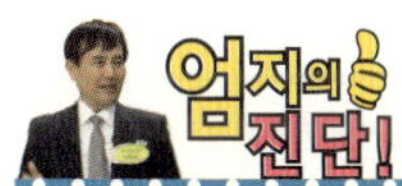

┗ 식습관이 문제다!

당뇨병, 건선, 협착증, 안면마비, 수족냉증, 설사 등과 같은 증상들은 이전 식습관과 관계가 깊다. 흰쌀밥을 통한 탄수화물과 삼겹살을 통한 지방 섭취 과다로 문제가 발생한 것이다. 식습관을 바꾸고 건강한 고기 섭취법을 통해 증상을 완화시키자.

 무조건 채식이 답은 아니다

강혜란 씨는 채식을 통해 당뇨병은 극복했지만 극심해진 탈모와 무기력증 때문에 도저히 채식을 유지할 수 없었다. 하지만 고기를 다시 먹으면 당뇨병과 고혈압이 재발하지 않을까 하는 걱정이 있었다. 이렇게 고민하던 차에 프로젝트에 참가하게 되었다.

"당뇨병, 고혈압, 고지혈증, 갑상선기능항진증을 앓고 있었어요. 매일 약 챙겨 먹는 게 엄청난 스트레스였어요. 그래서 8년간 먹었던 당뇨약을 현미밥과 채식을 통해 프로젝트 전에 끊었죠. 그런데 문제는 채식을 하면서부터 탈모가 생기고 기운이 없어진 거죠. 머리를 빗을 때마다 탈모 때문에 너무 힘들었어요."

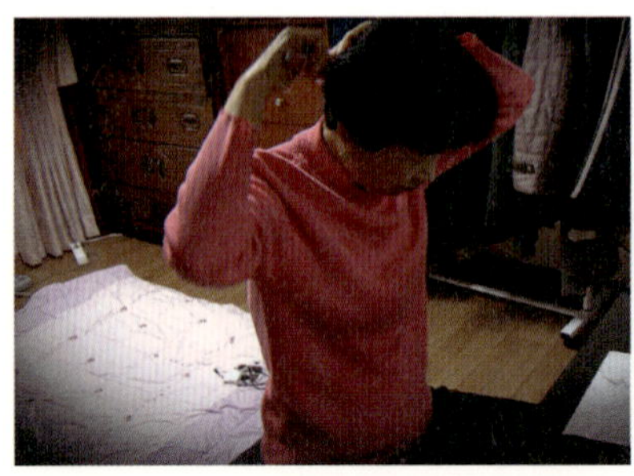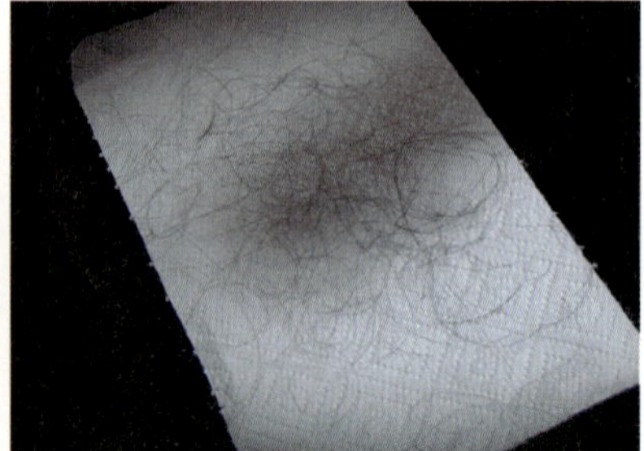

▶ 채식으로 인해 극심한 탈모를 겪고 있는 강혜란 씨

"당뇨병 발병 이후에는 소식을 해야 하니 떡, 밀가루, 고기를 먹지 않았어요. 독하게 마음 먹고 두 달 전에 완전히 채식으로 바꿔서 당뇨약을 끊고도 혈당이 유지되었어요. 하지만 탈모와 무기력증, 잦은 피로감을 느꼈고, 특히 눈이 뻑뻑하고 침침해졌어요."

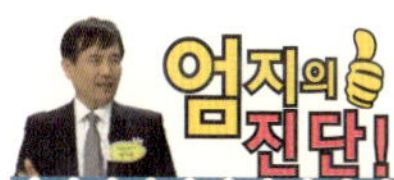

└ **무조건 채식이 답은 아니다!**

건강에는 채식이 답이라고 생각하는 분들이 많은데, 강혜란 씨 같은 경우가 아주 중요한 사례다. 본인의 상태를 정확히 알지 못하고 무조건 채식을 하면 부작용이 생길 수 있다.

 ## 가족력을 탓하지 말자

"당뇨약을 4년 정도, 고혈압약을 2년째 먹고 있어요. 대학생이었으니 밥, 라면, 과자 등을 주로 먹었죠. 또 고기를 먹게 되면 대학가 주변 고기집에서 주로 구워 먹었어요. 한 번 먹을 때 많은 양을 먹곤 했어요."

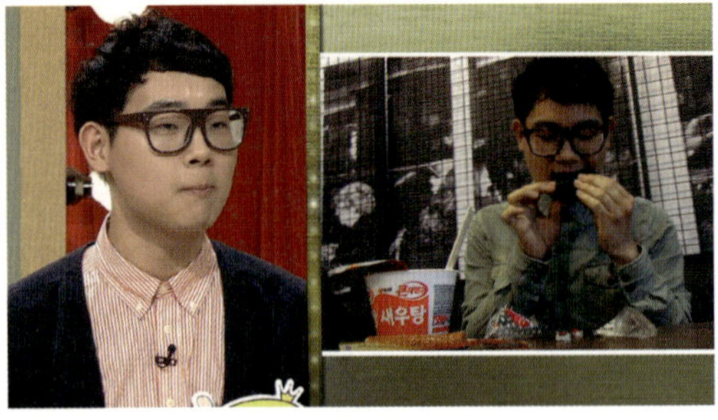

▶ 고기를 끊지 못하는 김명원 씨

김명원 씨는 20대임에도 불구하고 당뇨병과 고혈압이 있었다. 병을 진단받고 나서 고기를 끊어보려는 노력을 했지만, 잘 되지 않아 포기했다고 한다. 성인병에 대한 가족력은 없는 편이다. 부모님은 건강하시고, 작은아버지가 혈당이 높은 편이었다.

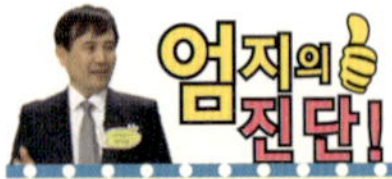

┗ 젊었을 때 성인병에 걸린다고 반드시 가족력 때문은 아니다.
실제로 류마티스 관절염보다 당뇨병 유전율이 더 낮다. 가족력이 있다고 반드시 성인병이 생긴다기보다는, 식습관에 원인이 있다. 생활습관과 식습관을 바꾸면 대부분의 병은 유전되지 않는다.

어떻게 변했을까?

한 달 동안 프로젝트를 진행한 결과는 놀라웠다. 모든 참가자가 당뇨약을 끊었으며 혈당 수치가 줄어드는 결과를 얻을 수 있었다.

윤정자 씨의 혈당 수치는 식전, 식후 모두 줄어들었다. 프로젝트 후, 윤 씨는 머리가 핑 도는 빈혈 증상도 없어졌으며 손발이 저린 정도와 횟수가 확연히 줄어들었고, 다리 부종도 개선되었다. 그리고 기력과 근육이 생긴 것 같은 느낌을 받았다.

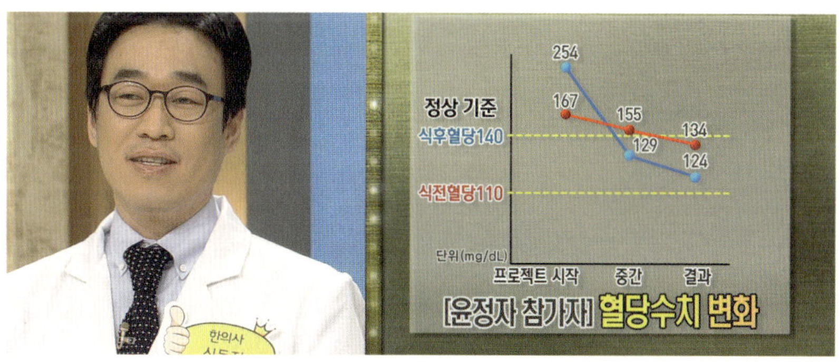

▶ 윤정자 씨의 프로젝트 전후 결과

"약을 먹어도 이렇게 혈당이 떨어지지 않았어요. 기운이 생기니 세상이 달라 보여요. 4년 동안 먹던 당뇨약도 끊었어요. 근육량도 많아지고, 머리카락도 이전에 비해 10분의 1도 안 빠져요."

김명원 씨도 혈압과 당뇨에서 차도를 보였다. 프로젝트 후에 당뇨

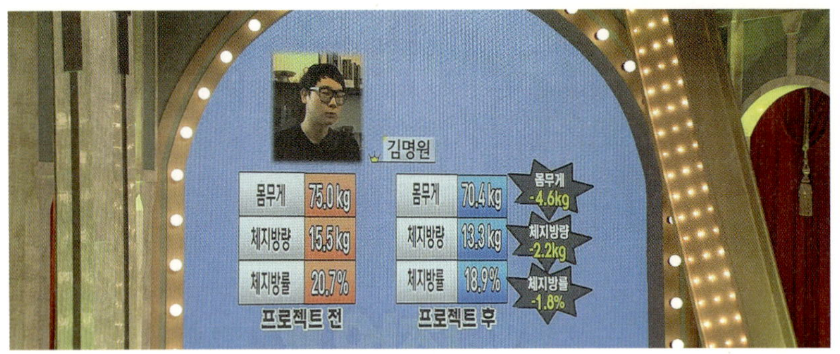

▶ 김명원 씨의 프로젝트 전후 결과

약, 고혈압약을 모두 끊었으며 5kg의 체중 감량효과까지 얻었다. 고기를 먹으면서 프로젝트를 진행했는데 오히려 살이 빠졌고, 원래 입던 바지가 맞지 않을 정도로 뱃살이 빠졌다.

"약에 대한 강박증에서 해방되는 것이 즐거웠어요. 또 예전보다 잠을 푹 자게 되고 정신적·육체적인 무기력증이 사라졌어요. 무엇보다 고기를 먹을 때 스트레스를 안 받아서 너무 좋아요."

박금화 씨도 당뇨약, 혈액순환개선제를 모두 끊고 설사, 건선, 탈모 증상이 개선되었다. 강혜란 씨 역시 혈당이 정상 범위로 유지되고 만성 피로, 탈모가 개선되었다.

전문가들은 이것이 바로 고기 단백질의 힘이라고 설명한다. 단백질

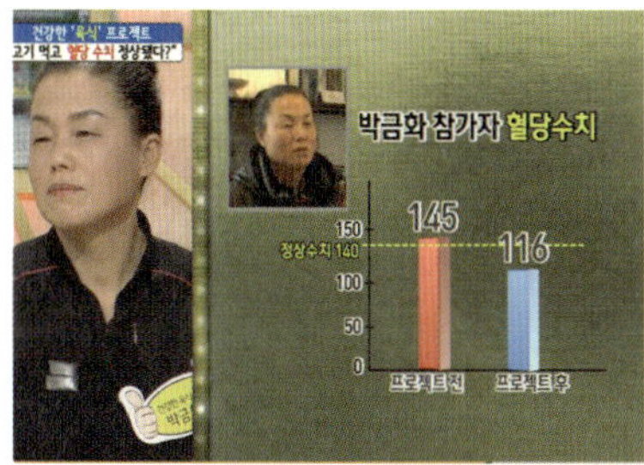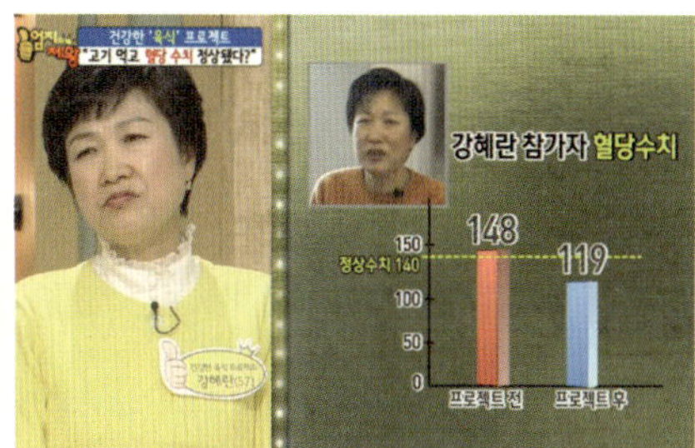

▶ 박금화 · 강혜란 씨의 프로젝트 전후 결과

섭취가 부족하면 필수아미노산 부족증을 일으켜서 피부와 모발의 색소가 변하는데, 심하면 부종도 발생할 수 있다. 몸을 지키는 면역세포가 단백질로 이뤄졌기 때문에 일정한 단백질을 섭취하는 것은 중요하다.

"채식만 했을 때는 영양실조가 올 것 같은 기분이었어요. 고기를 먹으니 무기력증이 많이 좋아지고 피곤함이 덜해졌죠. 또, 예전보다 눈이 덜 피곤하고 머리카락이 수북이 빠지던 게 이제는 안 빠지니 그것도 놀라워요."

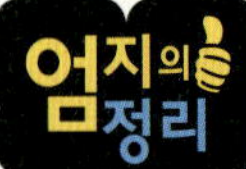

프로젝트 참가자들, 고기를 어떻게 먹었나?

❶ 탄수화물을 줄이고 매끼 고기를 섭취한다.

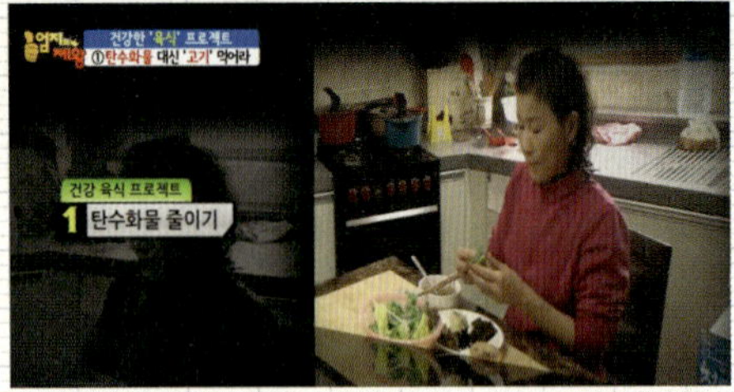

❷ 고기는 굽는 것 대신 삶아 먹는다.

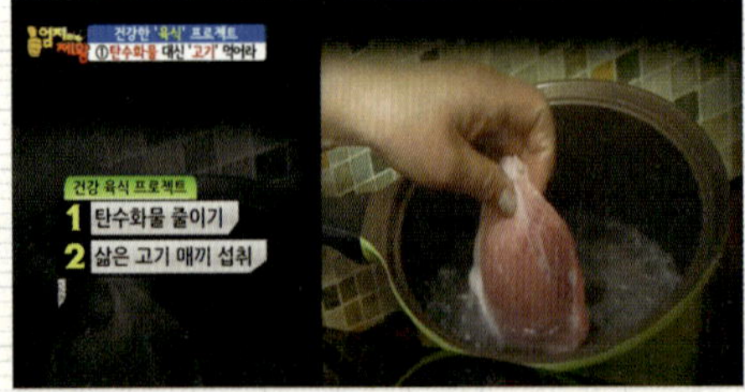

❸ 식사 시간을 정확히 지켜서 규칙적으로 먹는다.

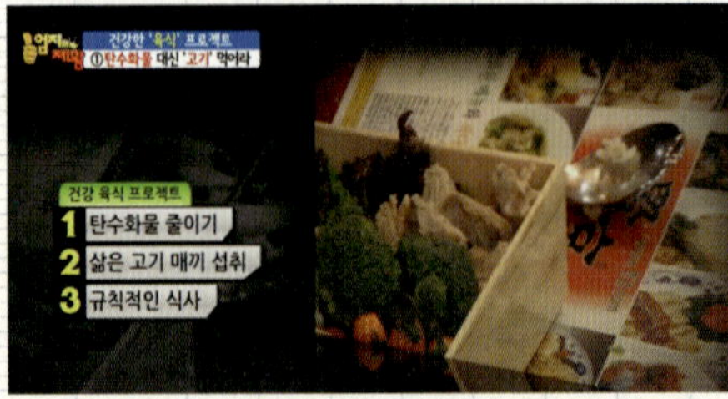

❹ 고기는 반드시 채소와 함께 먹는다.

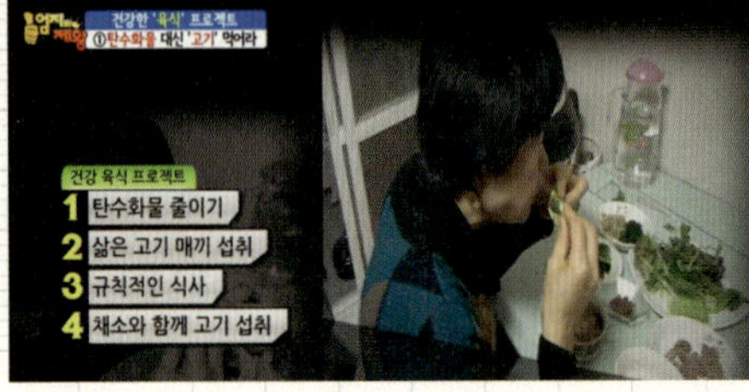

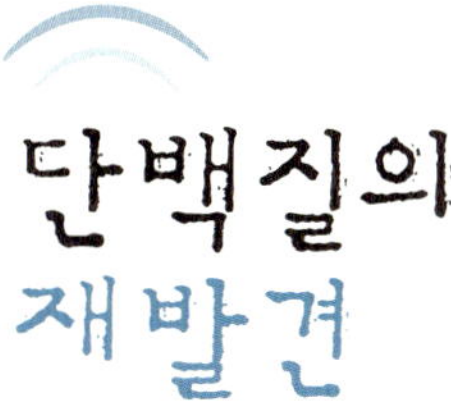

단백질의 재발견

탄수화물 vs 단백질

대부분의 사람들이 오해하는 부분이 탄수화물과 단백질에 대한 것이다. 성인병에 걸린 사람 중 반 이상이 탄수화물 때문이다. 우리나라 사람들은 하루 섭취 열량의 66%를 탄수화물에서 얻고 있다. 정상 체중이더라도 탄수화물 섭취가 많을수록 고혈압이나 고지혈증, 고혈당 등 대사증후군에 걸릴 위험이 높다는 연구결과도 있다.

게다가 탄수화물이 문제가 되는 이유는 과식을 유도한다는 데 있다. 지방이나 단백질 요리인 고기는 포만감이 크게 느껴져 일정 수준 이상 먹는 게 어렵다. 하지만 탄수화물은 물리지 않고 먹을 수 있다. 남성들이 '밥 배, 술 배 따로 있다'고 하는 것처럼 여성에겐 '식사 배, 디저트

배가 따로 있다'는 말이 있는데, 대부분의 디저트가 설탕과 탄수화물로 만들어진다. 이렇게 과식을 유도하는 탄수화물의 특징 때문에 필요 이상의 음식을 먹게 되고, 이는 비만과 성인병의 원인이 될 수 있는 것이다.

생존을 위해 고기를 뜯어라!

사람에게 왜 송곳니가 4개나 있을까? 뾰족한 송곳니로 고기를 뜯어 먹으라는 의미인 것이다. 아무리 반복해도 지나치지 않다. 사람은 반드시 고기를 먹어야 건강할 수 있음을 염두에 두자. 우리 몸에는 60~100조 개의 세포가 있는데, 이 세포의 먹이가 바로 20가지의 아미노산이

엄지의 정리 — 단백질 식습관의 재발견

1. 식습관을 반대로!

음식 중독의 해독 방법은 반대로 섭취하라는 것이다. 본인이 먹는 단백질과 탄수화물의 비율을 2~3일 정도 계산해보고, 단백질과 탄수화물의 비율을 반대로 설정해 먹어보자.

2. 건강한 육식을 위해서는 매끼 고기를 먹어라!

만약, 하루 종일 먹을 수 없을 경우에는 아침저녁으로 먹어도 좋다. 단, 양념은 피하고, 한 번 먹을 때 본인의 손바닥 절반 정도의 양으로 육류를 섭취한다.

다. 고기에는 반드시 먹어야 하는 필수아미노산이 많이 포함되어 있어, 건강한 세포와 건강한 몸을 지키기 위해 고기 속 단백질은 우리에게 필수다.

다이어트에도 고기가 중요하다

다이어트를 하는 사람들은 고기는 먹지 않고 채소와 과일만 먹는 경우가 많다. 하지만, 과일 속 당분 때문에 더 살이 찌는 경우가 많다. 건강하게 살을 빼기 위해서라도 고기 단백질의 섭취가 중요하다. 채식도 체질에 따라 결정할 일이다. 건강한 육식은 오히려 건강에 도움이 된다. 즐거운 마음으로 건강한 육식을 먹고 행복해지자.

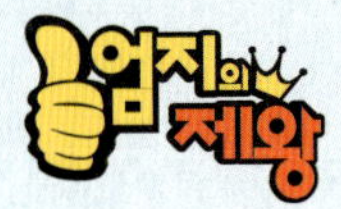

'건강한 육식 프로젝트' 참가자들은 한 달의 프로젝트 기간 동안 매일 뿌리수프를 먹었다.

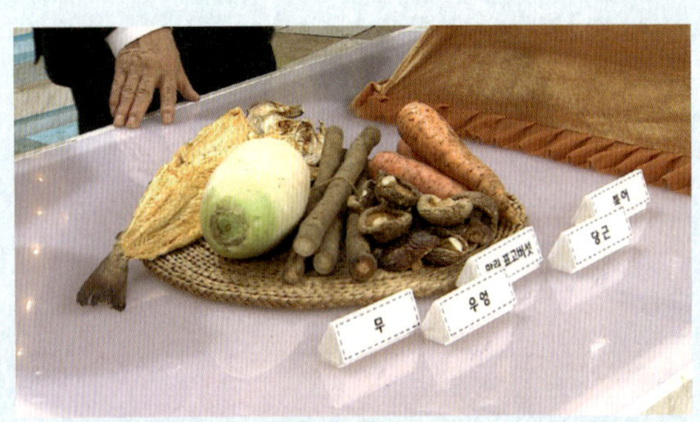

뿌리수프는 당근, 무, 우엉의 3가지 뿌리채소와 말린 표고버섯, 북어를 이용해 만드는데, 이는 제6의 영양소로서 중요시되고 있는 식이섬유를 가장 효과적으로 섭취할 수 있는 방법이다. 해독수프는 몸을 따뜻하게 해주는 뿌리채소로 만들기 때문에 우리 몸의 체온을 높여 면역력을 증강시키고 혈액을 정화시킨다.

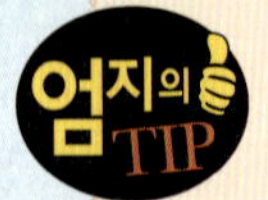

해독주스, 해독수프, 청혈주스 등 다양한 해독음식을 한꺼번에 다 먹어도 될까?

다 먹을 수는 없으며, 또 다 먹을 필요도 없다. 해독수프는 당뇨병이 있는 사람에게 좋다. 해독주스는 식이섬유의 장내 흡수율 높여서 면역력 증강에 도움을 준다. 자신의 상황에 맞게 선택하여 한 가지만 먹는 것이 좋다.

재료

무 150g, 우엉 100g, 당근 50g, 말린 표고버섯 2g, 북어 10g, 물 800ml

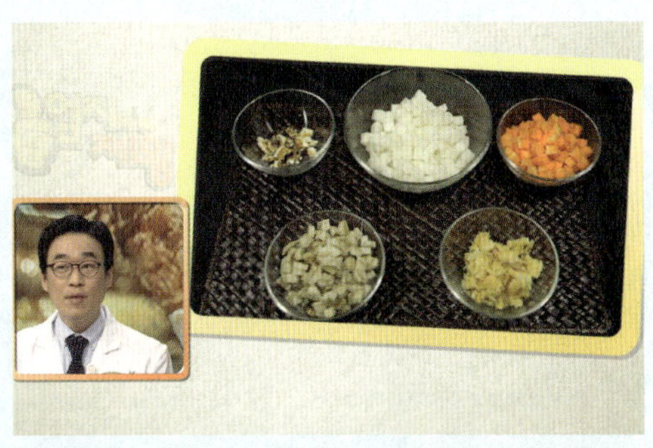

만드는 법

1. 무, 우엉, 당근, 말린 표고버섯, 북어를 적당히 썰어 냄비에 넣는다.

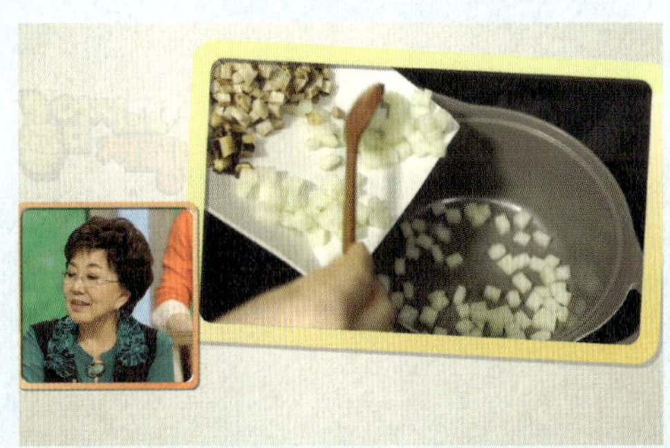

2. 냄비에 물을 붓고 약한 불에 1시간 정도 끓인다.

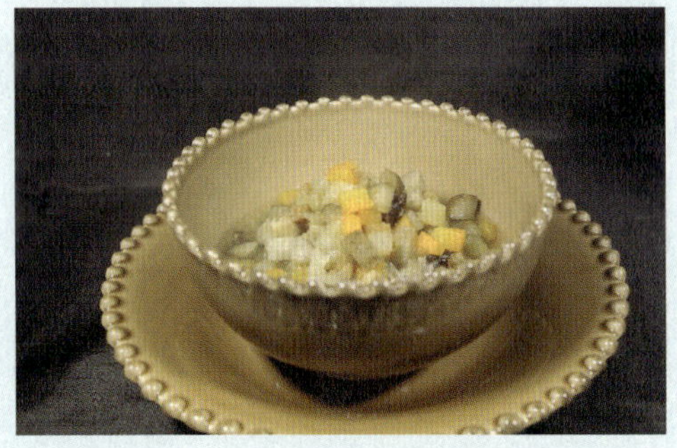

3. 하루에 세 번 나누어 식전에 섭취한다. 이때, 건더기까지 함께 먹는다.

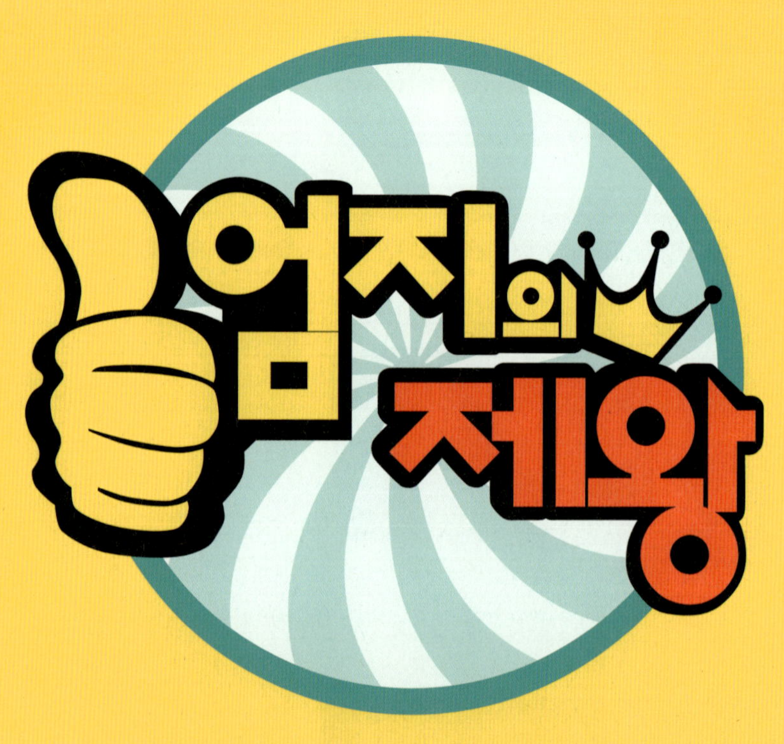
엄지의 제왕

02

독이 되는 채소,
약이 되는 채소

채소, 건강하게 먹고 있는 걸까?

현대인들은 건강을 위해 채소를 먹는다. 뷔페에 가도 샐러드를 먼저 먹고, 고기를 먹어도 상추쌈을 빼놓지 않는다. 하지만, 건강해지기 위해 먹는 채소가 오히려 독이 될 수도 있다고 한다. 독이 되는 채소, 약

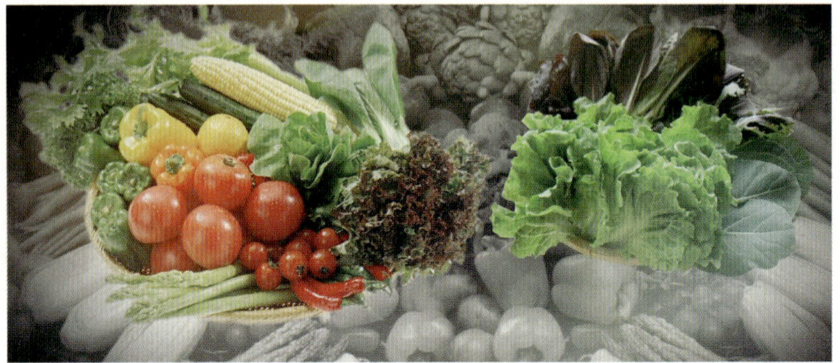

▶ 현대인들이 건강을 위해 먹는 채소

이 되는 채소가 따로 있는 걸까? 건강을 위해 채소를 먹는다는 평범한 30대 남성 김 씨의 하루 식단을 예로 들어보자.

아침엔 드레싱을 뿌린 채소 샐러드를 먹고, 점심엔 나물과 김치 반찬을 중심으로 먹었다. 그리고 저녁에는 회식이 있어 고기를 먹었는데 짙은 녹색 쌈채소와 함께 먹었다. 이 정도면 충분히 채소를 섭취하고 있는 것이 아닐까?

현대인들은 채소를 먹은 게 아니라 독소를 먹었을 가능성이 높다. 채소를 충분히 먹었다고 생각하지만 착각이다. 어떤 종류의 채소를 어떻게 먹었느냐는 아주 중요하다. 충분히 섭취하고 있다는 착각 때문에 늘 채소 섭취량이 부족하고, 먹는 방법을 제대로 알지 못해 채소를 가장한 독소들을 먹고 있는 것이다. 독이 되는 채소, 약이 되는 채소를 정확히 알고 먹어야 한다.

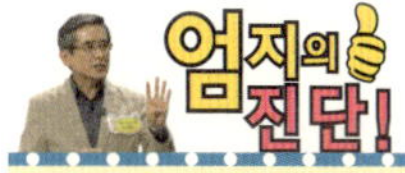

이계호 교수님_ 충남대학교 화학과 교수, 한국분석기술연구소 소장, '태초 먹거리 학교' 운영 중

ㄴ **아니다!**
독이 되는 채소, 약이 되는 채소가 있다! 적절한 섭취 방법을 아는 것이 중요하다!

채소 먹어야 대장암 안 생긴다?

심각한 채소 결핍

우리나라 인구 10만 명당 대장암 발병 환자 수가 47명에 달한다. 대장암 발병률이 아시아에서 1위, 전 세계에서 대장암 환자가 네 번째로 많다. 짠 음식을 즐겨 먹는 한국인들의 식습관 때문에 과거에는 위암 발병률이 높았지만, 현재는 육식 위주의 식단 때문에 대장암 발병률이 급증하였다. 그 원인은 바로 채소 결핍으로, 문제는 어떤 채소를 얼마나 먹어야 하는가에 있다.

얼마나 먹어야 할까?

그렇다면, 채소를 얼마나 먹어야 할까? 사실 우리나라에는 채소를 얼마나 먹어야 하는지, 정해진 것조차 없다. 그 정도로 채소와 건강에 대한 인식이 부족하다고 할 수 있다.

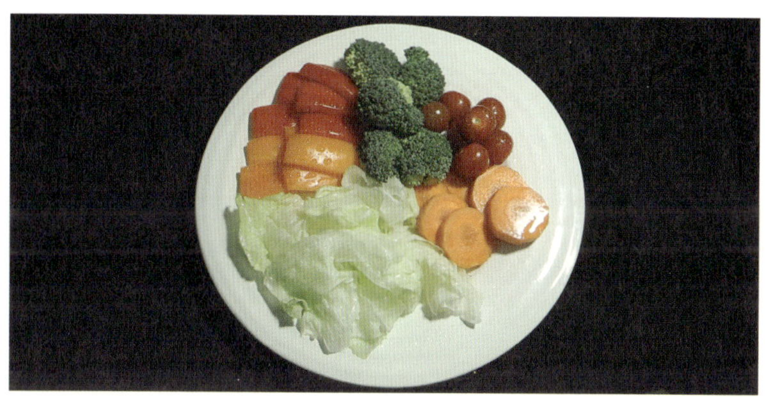

▶ 1일 권장량

비교적 식습관이 비슷한 일본에서 제시하고 있는 채소 섭취 권장량은 350g이다. 우리나라 국민들은 얼마나 먹고 있을까? 평균으로 보면 권장량의 10분의 1, 많아야 5분의 1 정도 섭취하고 있다. 많은 사람들이 식사 때마다 김치를 먹고 나물 반찬을 먹고 있다며 채소를 많이 먹는다고 생각하지만, 실제로 그렇지 않다. 김치 한 접시를 먹어서 섭취하는 채소의 양은 고작 2~3g 정도밖에 되지 않는다.

자주 먹을수록 장수한다

영국 런던대학교 연구팀이 영국 국민건강조사(2001~2008년) 데이터를 분석한 결과에 의하면, 과일과 채소 섭취량이 많을수록 사망 위험이 감소하는 것으로 나타났다. 채소를 하루 3회 이하 섭취하면 사망 위험이 14% 감소하고, 하루 5회는 29%, 하루 7회는 36%, 그리고 하루 7회 이상 먹을 경우 42% 감소하는 결과를 얻었다. 즉, 신선한 채소를 많이 먹을수록 사망 위험이 줄어든다.

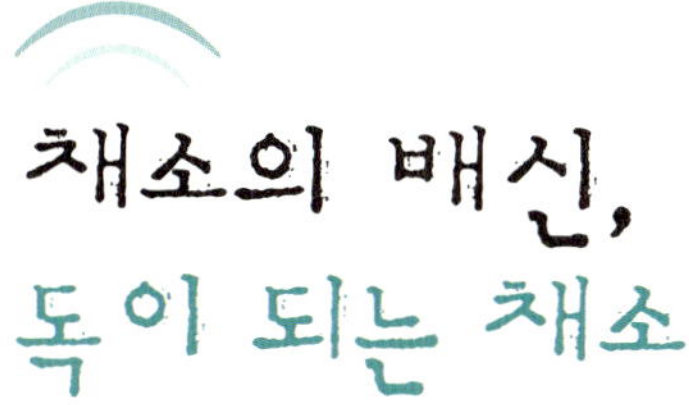

채소의 배신,
독이 되는 채소

채소, 잘못 먹으면 패스트푸드보다 나쁘다. 많은 사람들이 채소를 먹고 있다고 착각하고 있는데, 사실 채소 식단 안에 있는 소금, 설탕, 드레싱, 농약을 먹고 있는 경우가 많다.

김치가 소금 과다 섭취의 주범이다?

"김치 없으면 밥 못 먹어요."

"김치 먹는데 다른 채소 더 먹어야 하나요?"

한국 사람은 매일 여러 종류의 김치를 먹고 있기 때문에 채소를 충분히 섭취하고 있다고 생각한다. 실제로 한국인의 채소 섭취량 중 40%

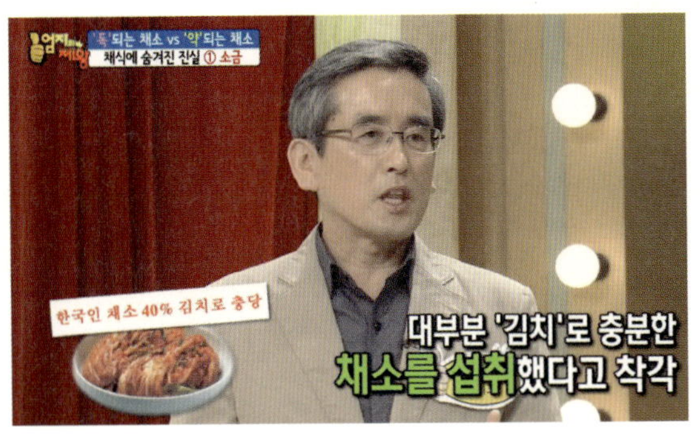

▶ 김치는 소금 섭취량을 증가시킨다.

가 김치를 통해 이루어진다는 조사결과도 있다.

문제는 소금의 양이다. 김치는 훌륭한 발효식품이지만, 하루 동안 필요한 채소 섭취량 중 40%를 김치로 해결하면 너무나 많은 소금을 섭취하는 셈이다. 김치를 먹으면서 섭취한 소금을 배출하려면 칼륨이 풍부한 채소를 반드시 먹어줘야 하는데, 김치로 충분히 채소를 섭취했다고 생각하는 사람들은 더 이상 채소를 먹지 않게 된다. 이렇게 되면, 좋은 음식인 김치를 먹으면서도 나트륨 독소를 몸 안에 쌓는 결과를 낳는 것이다.

샐러드드레싱, 설탕 과다 섭취 부른다?

샐러드 한 접시면 1일 채소 섭취량이 충족될까? 식사 전 샐러드 한 접시는 건강한 식사법이며, 위에 포만감을 주어 다이어트에도 좋다. 샐

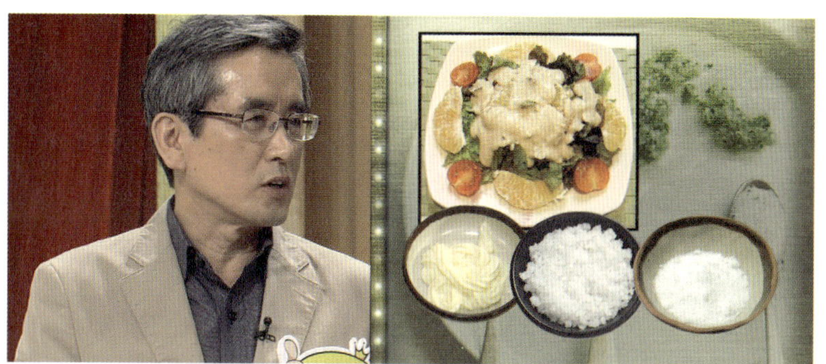

▶ 채소를 망치는 드레싱

러드에 가장 많이 들어가는 채소는 보통 양상추인데, 이 양상추는 90% 이상이 수분으로 되어 있다. 채소가 아닌 물을 마신다고 보면 된다. 여기에서 가장 문제인 것은 드레싱이다. 샐러드드레싱이 채소를 망치는 독이 된다.

마요네즈, 케첩 등 다양한 종류의 시판 드레싱 안에는 엄청난 양의 소금, 조미료, 설탕이 들어 있다. 특히 설탕이 문제가 되는데, 최근 세계보건기구가 권장 당분 섭취량을 기존의 절반인 25g으로 줄였다. 이렇게 줄인 이유는, 현대인들이 무심코 설탕을 많이 먹고 있기 때문이다.

샐러드를 먹을 때 맛을 위해 채소와 과일을 섞어 만드는 경우가 대부분인데, 과일 속에도 당분이 포함되어 있기 때문에 드레싱까지 뿌리면 설탕 과다 섭취가 될 수밖에 없다. 예를 들어 말하면, 콜라 한 캔만 마셔도 설탕 하루 권장량을 넘긴다. 드레싱 없이 약간의 올리브오일이나 견과류만 첨가해서 먹는 것이 좋다.

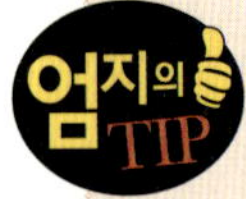

추천! 건강 드레싱 Best 3

1. 올리브오일에 발사믹 식초를 조금 섞어서 사용한다.
2. 티베트버섯 요구르트와 같이 감미료가 들어가지 않은 요구르트를 사용한다.
3. 사과, 당근, 유자 등을 갈아서 사용한다.

먹음직한 과일·채소에 숨겨진 충격적인 비밀

사과는 깎은 지 10분이면 노랗게 갈변되고, 양상추도 뜯어진 부분이 쉽게 갈변된다. 하지만 이런 갈변은 자연스러운 현상이다. 예식장이나 뷔페에 가면 손님들에게 항상 깨끗한 사과를 주기 위해 아황산나트륨을 첨가하여 갈변이 되는 시간을 늦춘다. 이런 아황산나트륨은 위, 장, 폐에 심각한 영향을 미치는 성분이다.

아황산나트륨의 1일 섭취 허용량은, 60kg 성인 기준 42mg 정도다. 사실, 허용치라고 밝히고 있으니 먹지 않는 것이 더 좋다. 위와 장이 안 좋은 사람들에게도 좋지 않으며, 천식이나 해수 등의 호흡기 질환이 있

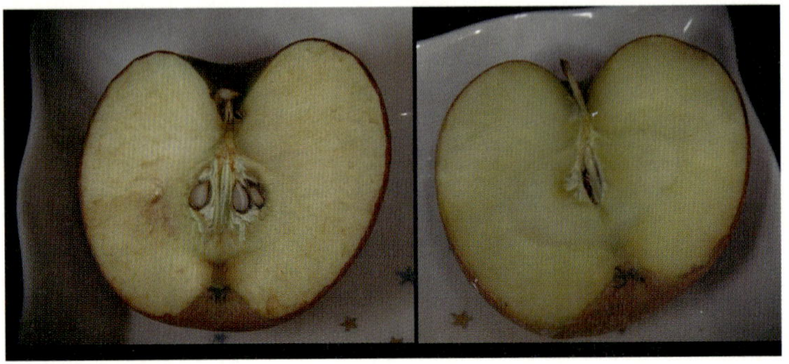

▶ 사과 갈변 실험

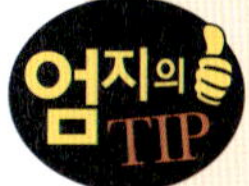

웰빙 수제버거는 건강에 좋지 않을까?

젊은 사람들과 아이들이 좋아하는 햄버거에는 밀가루뿐만 아니라 많은 양의 소금과 설탕이 들어 있다. 얇은 토마토와 양상추 한 장으로 섭취할 수 있는 채소량은 절대적으로 부족하다. 그럼 웰빙 수제버거는 어떨까?
고기 패티의 질이 좋아졌겠지만, 채소량이 부족한 것은 마찬가지다. 양상추는 90% 이상이 수분이기에 식이섬유가 아니다. 때문에 햄버거를 섭취할 때에는 충분한 채소 샐러드를 곁들여 먹어야 한다.

는 환자가 과다 섭취할 시 사망에 이를 수 있는 무서운 성분이다.

색이 진한 채소는 위험하다

건강을 생각하여 무농약 채소, 유기농 채소를 사서 먹는 사람이 많다. 농약을 치지 않았으니 깨끗한 채소일까? 문제는 너무 짙은 채소의 색에 있다.

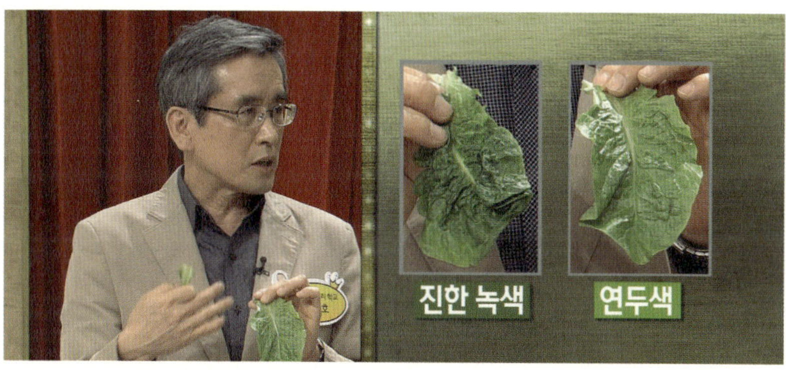

▶ 진한 녹색과 연둣빛 상추의 색 비교

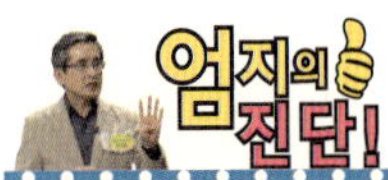

하나는 아주 진한 녹색, 하나는 연둣빛. 2개의 상추 중 어느 쪽이 더 신선할까? 겉으로 보기엔 조금 더 진한 색이 신선해 보이는데?

채소의 색이 진한 것은 인위적으로 만들어진 것이라고 보면 된다. 푸른 잎의 채소류를 생산할 때 상품성을 위해서 질소비료를 뿌리는데, 이 질소비료 함량이 많을수록 푸른잎 채소의 잎이 진녹색이 된다. 보기에는 싱싱해 보이나 우리는 비료를 많이 사용한 채소를 섭취하게 되는 셈이다. 질소비료는 질산염이라는 화학물로 약간 쓴맛이 나는데, 이런 종류의 질산염을 많이 섭취하게 되면 우리 몸에 발암물질을 생성하게 되므로 유의해야 한다.

녹색식품의 배신, 녹차가루

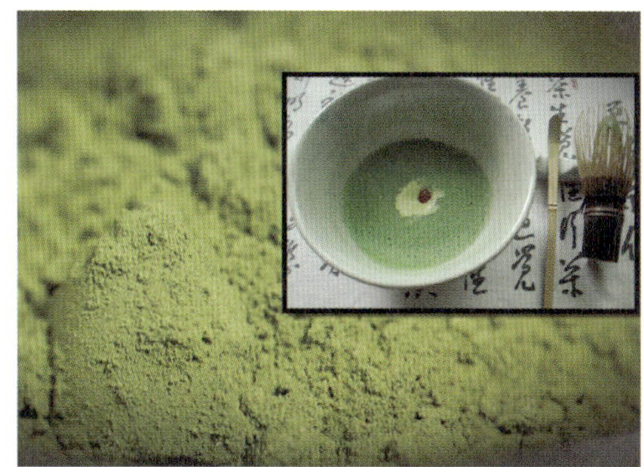

▶ 녹차가루와 일본의 말차

▶ 중국의 잎차

현대인들은 건강을 위해 녹차를 마신다. 녹차가루로 차를 타 마시기도 하는데, 녹차가루를 직접 먹는 사람들은 한국과 일본뿐이다. 역사적으로 녹차를 가장 많이 마시는 곳은 중국인데, 중국인들은 녹차가루가 아닌, 잎을 우려서 마신다. 녹찻잎에는 알루미늄 성분이 과다 함유되어 있는데, 이를 뜨거운 물에 우려낸다면 큰 영향이 없지만 분말 상태로 과다 섭취하게 되면 그만큼 알루미늄을 섭취하는 것과 같다.

알루미늄이 몸에 좋지 않은 이유는, 알루미늄 성분이 치매와 관련이 있기 때문이다. 실제로 알츠하이머 환자의 뇌에는 정상인보다 알루미늄의 농도가 10배 이상 높다는 연구결과가 있다. 또한, 알루미늄이 여성호르몬인 에스트로겐 호르몬의 대사를 방해하여 유방암의 원인이 되기도 한다. 때문에 유방암 환자는 녹찻잎을 분말 상태로 직접 섭취하거나 분말이 포함된 빵, 케이크, 과자, 떡, 아이스크림 등의 녹색 가공식품들을 섭취하지 않아야 한다.

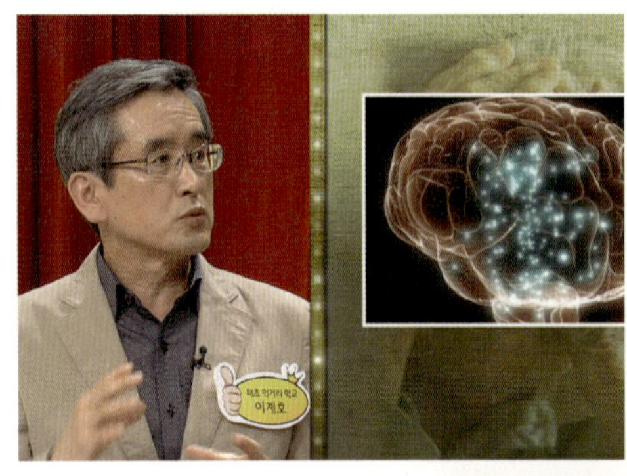

▶ 치매 환자의 뇌에는 정상인보다 알루미늄 농도가 10배 이상 높다.

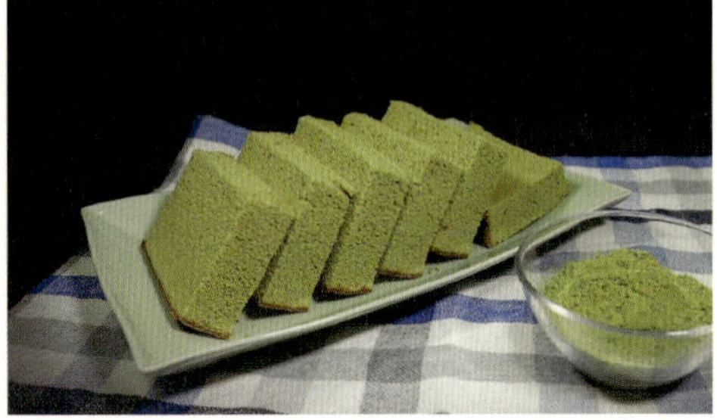

▶ 녹차카스테라

알면 건강해지는 채소 궁합

하나하나 너무나 몸에 좋은 채소들. 하지만, 아무리 좋은 것도 궁합이 안 맞는 것과 함께 먹으면 독이 될 수 있다. 독이 되는 채소 궁합을 알아보자.

1. 나박김치 – 오이와 무

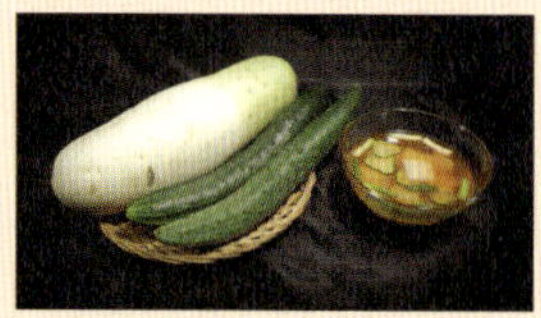

오이 속에는 비타민C를 파괴하는 효소가 많이 들어 있는데, 무는 껍질에 비타민C가 많이 포함되어 있다. 즉, 무와 오이를 함께 먹을 경우 비타민C가 파괴될 수 있다.

2. 김밥 – 오이와 당근

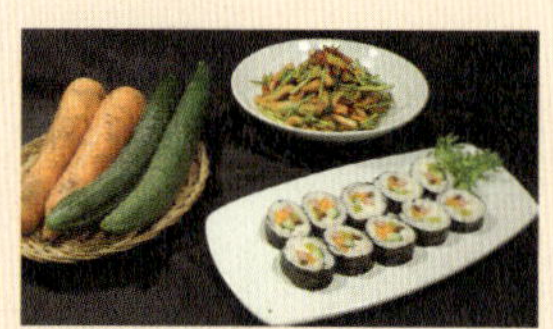

오이와 당근의 껍질에는 비타민C를 파괴하는 효소가 있는데, 오이와 당근을 함께 먹으면 비타민C를 파괴하는 힘이 더 커진다.
하지만 방법이 없는 것은 아니다. 보통 오이와 당근을 썰어 함께 무칠 때 식초 양념을 하는데, 오이와 당근에 든 비타민C 파괴효소는 산에 약하다. 그래서 2가지를 함께 요리할 때 레몬즙이나 식초를 넣는 것이다.
김밥을 만들 때는 오이를 식초물에 담갔다가 만들거나 밥에 식초를 뿌리면 된다. 또한 당근은 기름에 볶아야 당근 속에 있는 베타카로틴의 체내 흡수율이 높아진다.

3. 생미역초무침 – 미역과 파

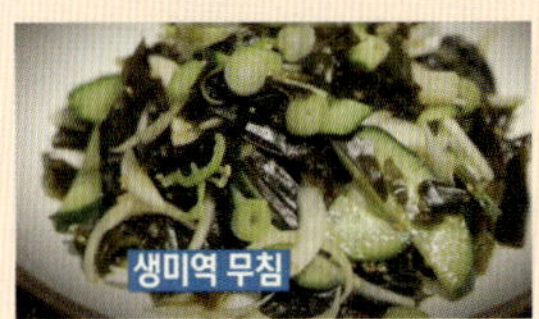

파는 철분과 비타민이 많은 식품이다. 하지만, 인과 유황의 함량이 높아 인이 미역 속에 있는 칼슘의 흡수를 방해하므로 둘의 배합을 피하는 것이 좋다. 미역국에 파를 넣지 않는 이유도 이 때문이다.
콜라에도 다량의 인 성분이 함유되어 있는데, 아이들이 콜라를 많이 마시게 되면 콜라가 칼슘 흡수를 방해하기 때문에 성장에 좋지 않다.

우리가 몰랐던 유기농의 진실

유기농 채소는 건강을 책임지지 않는다

채소와 과일을 살 때 '유기농'이라는 이름만으로도 건강을 보장받는 듯한 신뢰가 생겨 유기농을 고집하는 사람들이 늘었다. 그러나 유기농이 반드시 좋은 것은 아니다. 2011년 독일에서는 유기농 채소 섭취 후 59명이 급사하였고, 수백 명에게서 장출혈성 대장염이 발생하였다. 이는 농약을 뿌리지 않으면 위험한 미생물이 자랄 수 있음을 인식하게 하는 사례다. 우리는 무농약이나 유기농 채소 섭취 시 미생물 번식에 주의해야 한다.

벌레 먹은 자국이 유기농의 증거?

건강을 위해 보통 채소의 2~3배의 가격임에도 불구하고 유기농을 찾는 사람들. 혹자는 벌레 먹은 자국을 보면 농약이 없다는 뜻으로 여기고 일부러 벌레 먹은 자국이 있는 채소를 고르기도 한다. 하지만, 이렇게 고른 채소가 유기농 채소가 맞을까?

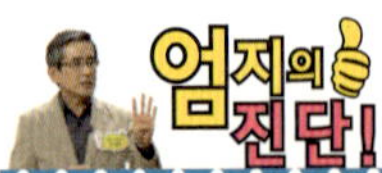

└ 아니다!

벌레 먹은 자국이 유기농의 증거는 아니다! 농약 걱정은 하지 않아도 될지 모르지만, 벌레 먹은 자국이 있다는 건 그만큼 비료를 많이 썼다는 증거가 될 수 있다.

과잉 사용된 비료의 흔적?

채소에 비료를 과잉 사용하게 되면, 벌레들이 좋아하는 초산성질소가 생기게 된다. 결국 벌레들은 이런 채소를 찾을 수밖에 없다. 그렇기 때문에 유기농 채소에 생긴 벌레 흔적은 깨끗하다는 표시가 아니라 비료를 과잉 사용했다는 뜻이 된다. 물론, 화학비료가 아닌 퇴비와 같은 천연비료를 사용하기도 한다. 이것을 구분하기 위해서는 친환경 농산물, 무농약 농산물, 유기농 농산물의 차이를 정확히 아는 것이 중요하다.

친환경 vs 무농약 vs 유기농

	농약	화학비료	
친환경	X	X	최소한 사용 가능
무농약	X	O	권장량의 3분의 1 이하 사용
유기농	X	X	유기질비료 사용

'친환경 농산물'이라고 함은, 농약과 화학비료를 사용하지 않거나 최소한만 사용해서 농사를 지은 것을 말하며, '무농약 농산물'은 농약은 사용하지 않았지만 화학비료를 사용한 것으로, 이때 권장량의 3분의 1 이하를 사용한 것을 말한다. '유기농 농산물'은 농약과 화학비료를 사용하지는 않았으나 유기질비료는 사용한 것이다. 그런데, 유기농 농산물에 쓰는 유기질비료도 종류가 다르다는 것을 알아야 한다.

비료는 보통 가축의 분뇨를 발효해 만드는 동물성 비료와 풀을 베어 발효한 퇴비나 쌀겨 등의 식물성 비료로 나뉘는데, 동물성 비료는 동물의 배설물을 퇴비로 만들므로 3~5년 정도 숙성시키는 것이 중요하다. 하지만 지금은 많은 농가에서 인스턴트 발효균을 이용해 3~6개월 만에 비료를 만들고 있으며, 짧게는 일주일 만에 만들어지는 비료도 있다.

이때 유의할 점은, 충분히 발효되지 않은 유기질비료는 흙을 병원균의 온상으로 만들 수 있다는 점이다. 이런 비료를 먹고 자란 채소는 병원균을 먹고 자랄 수 있다는 뜻이다. 따라서 유기농 채소를 고를 때에는 식물성 비료를 사용한 것이나 비료를 전혀 쓰지 않은 것을 고르는 것이 중요하다.

채소의 재발견, 약이 되는 채소

내 몸을 살리는 채소 섭취 비결은 하루에 7가지 색의 컬러푸드를 먹는 것이다. 이때 채소는 껍질과 뿌리까지 전체식을 하는 것이 중요하다.

컬러푸드가 내 몸을 살린다

미국 암협회에서 'Five a day' 라는 슬로건을 내걸고 하루에 매일 5가지 색을 가진 컬러푸드를 먹으면 암 발병률이 현저히 줄어든다고 발표했다. 〈엄지의 제왕〉에서는 여기에 2가지를 더해 빨, 주, 노, 초, 흑, 백, 보의 7가지 무지개 색을 가진 컬러푸드를 소개하고자 한다.

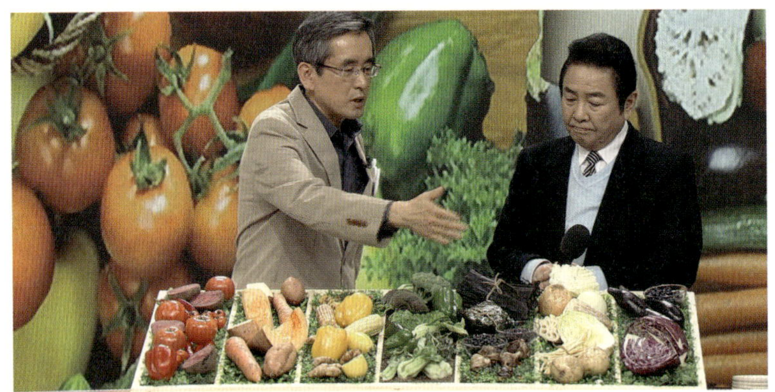

▶ 7가지 색의 컬러푸드

스트레스엔 컬러푸드가 약!

나이와 상관없이 스트레스에 노출된 현대인들은 개인의 취향에 따라 다양한 방법으로 스트레스 해소를 한다. 하지만, 심리적인 효과일 뿐 건강상으로는 거의 효과가 없다고 보면 된다. 심리적으로 위로를 받고 있지만, 내 몸은 망가지고 있다는 뜻이다.

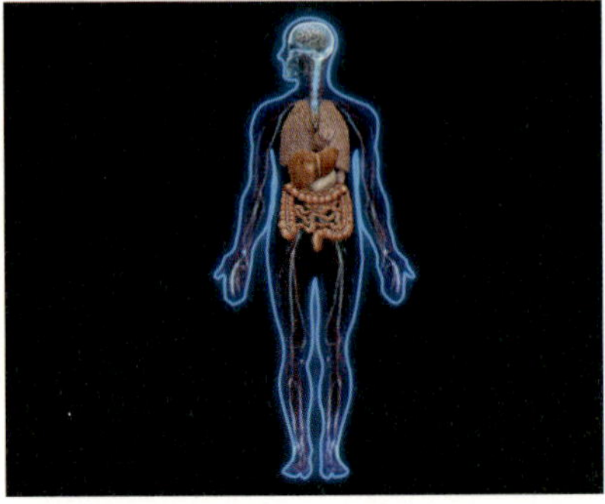

▶ 스트레스로 인해 혈액 속 활성산소가 증가한다.

스트레스를 받으면 혈액 속 활성산소가 증가하는데, 대표적인 활성산소가 가정에서 소독약으로도 사용하는 과산화수소다. 강력한 살균작용을 하는 과산화수소가 스트레스를 받으면 혈액 속에 증가하여 체내 세포를 파괴하고 만병의 근원, 즉 암의 원인이 된다.

혈액 속에 증가된 활성산소는 시간이 지나도 없어지지 않는데, 활성산소를 없애기 위해서는 알칼리성이 반드시 필요하다. 컬러푸드의 주성분이 바로 이런 물질을 없애는 항산화물질로 이루어져 있어 활성산소를 중화시키는 역할을 한다.

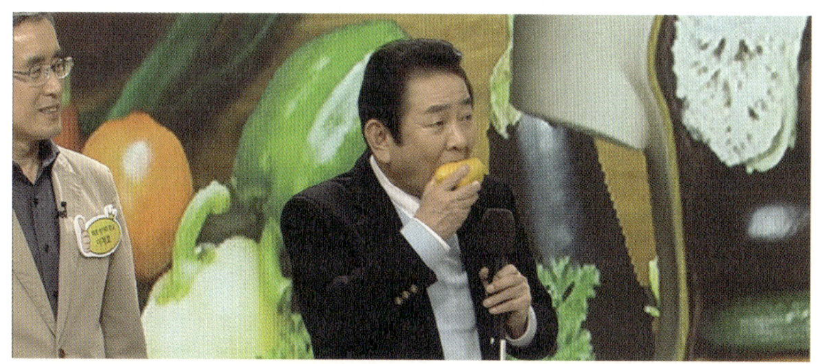

▶ 스트레스를 받으면 컬러푸드를 섭취하자.

즉, 스트레스를 받으면 즉시 컬러푸드를 섭취하는 것이 좋다. 바로 섭취하면 2시간 이내에 혈액 속 활성산소가 제거 가능하다. 그런 다음 심리적인 안정을 위해 스트레스 해소법을 사용하는 것이 좋다.

혹시 부부싸움을 했다면?

그렇다면, 평생 건강을 위해 얼른 냉장고에서 토마토와 같은 컬러푸드를 하나씩 꺼내 먹자. 더 좋은 방법은, 미리 먹고 싸우는 것이다. 스트레스를 받고 난 다음에 먹으면 2시간 후에 중화가 되지만, 미리 먹으면 스트레스 발생과 동시에 중화제가 되므로 더욱 좋다. 컬러푸드를 미리 먹으면 어떤 스트레스에 노출되더라도 버틸 수 있는 힘이 생기니 반드시 섭취하자!

우리는 스트레스 없이는 살 수 없는 환경에 있다. 컬러푸드는 똑같은 스트레스에 노출되더라도 나쁜 스트레스를 좋은 스트레스로 바꿔준다. 예를 들면, 사랑하는 사람을 만나러 갈 때 가슴이 두근거리는 것은 좋은 스트레스, 싫은 사람을 만나러 갈 때 기분이 초조한 것은 나쁜 스트레스에 해당한다. 컬러푸드를 즐기면, 건강에 이로운 긍정적인 스트레스를 즐기며 살 수 있다.

색마다 다른 효능에 주목하라

식물들의 아름다운 색깔 속에는 자연의 오묘한 진리가 숨겨져 있다. 사람들은 책을 읽다가 중요한 구절이 나오면 붉은색 볼펜 또는 형광펜으로 밑줄을 긋는다. 이는 매우 중요하기 때문에 잊어버리지 않기 위함이다. 컬러푸드 역시 자연이 우리에게 중요하다고 강조하고 있는 음식이다. 자연이 우리에게 강조하며 색색의 아름다움을 준 컬러푸드. 그

색마다 강조하는 점도 다르고 기능도 다르니, 내 몸에 맞는 컬러푸드를 섭취하도록 하자.

색	효능	채소 종류
빨	유방암 · 폐암 · 전립선암 예방, 피부미용, 혈관을 튼튼하게 함	토마토, 붉은 고추, 비트, 빨간 피망 등
주	노화 방지, 암세포 억제, 비타민A 생성	고구마, 호박, 당근
노		노란 피망, 생강, 옥수수
초	인체에 마그네슘 주요 공급원, 위염 · 위암 일으키는 헬리코박터균 억제	시금치, 브로콜리, 쑥, 상추 등
흑	안토시아닌 함유, 뛰어난 항암효과, 만성 질환 예방, 강한 항산화 작용	흑깨, 검은콩, 흑마늘, 미역, 김, 다시마
백	• 양배추류-위에 좋은 성분 • 마늘 등-알리신과 무틴 성분 포함, 간장과 신장 강화, 소화 촉진, 병원균에 대한 저항력 향상	양배추, 무, 마늘, 양파, 도라지, 연근, 감자
보	안토시아닌 함유, 뛰어난 항암효과, 만성 질환 예방, 강한 항산화 작용	블루베리, 가지, 적색 양배추

빨간색 컬러푸드

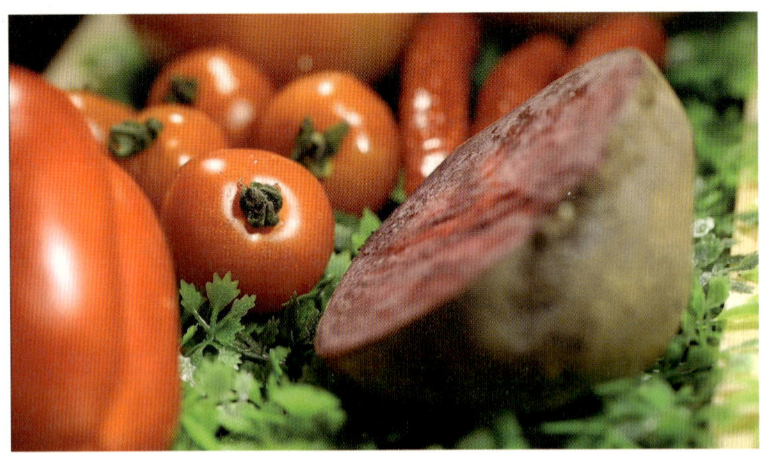

▶ 토마토, 붉은 고추, 비트

토마토, 고추, 비트 등의 붉은색 채소는 유방암, 폐암, 전립선암을 예방하고 피부미용에 좋으며, 혈관을 튼튼하게 한다. 특히 붉은색 채소 안의 폴리페놀, 라이코펜, 캡사이신 등이 그 역할을 한다.

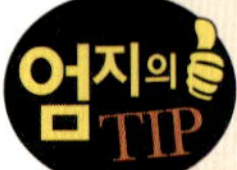

붉은색 채소 안에는?

1. 폴리페놀 : 발암물질을 수용성으로 만들어 몸 밖으로 배출시키는 작용
2. 라이코펜 : 남성의 전립선을 튼튼하게 하고, 폐암을 예방
3. 캡사이신 : 혈액의 응고 위험을 줄여 심혈관계 질환을 예방

주황색 · 노란색 컬러푸드

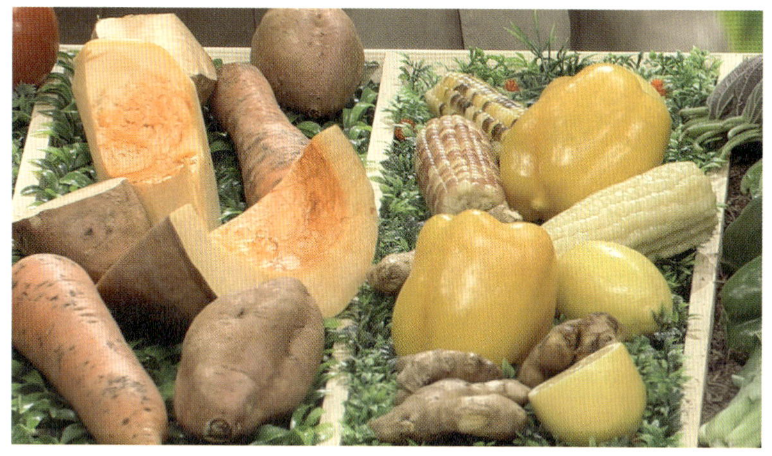

▶ 주황색 : 고구마, 호박, 당근 / 노란색 : 노란 피망, 생강, 옥수수

주황색과 노란색 계열의 채소에는 베타카로틴이 들어 있어 노화를 방지하고 암세포를 억제한다. 그리고 비타민A를 생성하는데, 이는 야맹증, 안구건조증, 백내장 등을 예방한다. 즉, 빨간색 계열의 채소에 들어 있지 않은 많은 기능성 물질이 들어 있다.

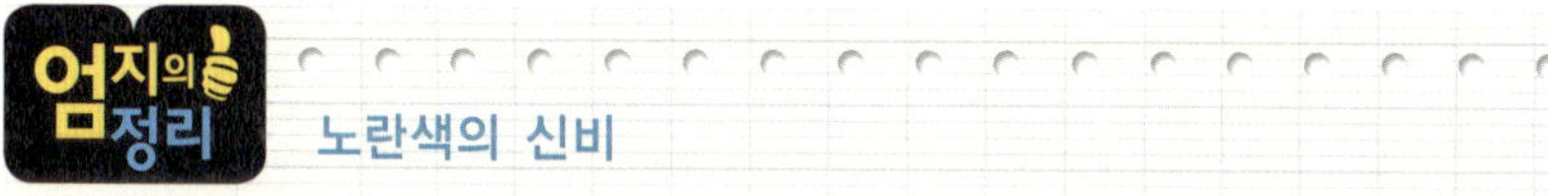

노란색의 신비

장도 색소를 감지하는 능력이 있다. 노란색 계열의 채소를 먹어 대장에 노란색 색소가 증가하면, 몸에서는 노란색 담즙이 빠져나간다고 생각하여 간이 일을 하기 시작한다. 대장에 있는 노란색 색소는 담즙인데, 이 담즙 분비가 활성화되는 것이다.
담즙이 많으면 콜레스테롤 수치가 감소하고 적혈구와 혈소판이 생성되어 오래된 것들이 새것으로 바뀌게 된다. 노란색 컬러푸드로 강황, 카레도 추가하여 말할 수 있는데, 한방에서 카레는 어혈을 푸는 약으로 사용하여 생리불순이나 월경통에 효과가 있다.

초록색 컬러푸드

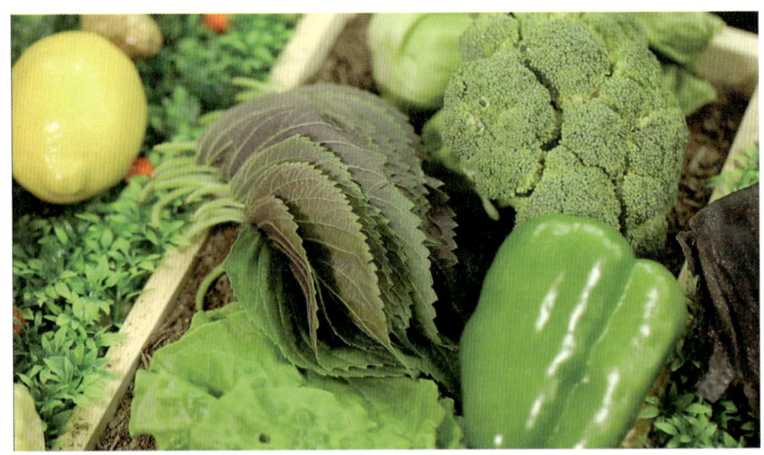

▶ 시금치, 브로콜리, 쑥, 상추

일반적으로 가장 많이 먹는 채소는 거의 초록색이다. 초록색 안에는 엽록소가 들어 있는데, 이는 인체에 마그네슘을 공급하는 주요 공급원 역할을 한다. 그리고 위염 및 위암을 일으키는 헬리코박터균을 억제시킨다.

흑색 · 보라색 컬러푸드

검은색과 보랏빛을 내는 색소는 안토시아닌이다. 안토시아닌은 뛰어난 항암효과를 가지고 만성 질환을 예방하며 강력한 항산화 작용을 한다. 특히, 다시마는 우려서 먹으면 MSG(화학조미료)의 공포에서도 벗어날 수 있으니, 감칠맛과 건강을 위해 다시마 육수를 활용하면 좋다.

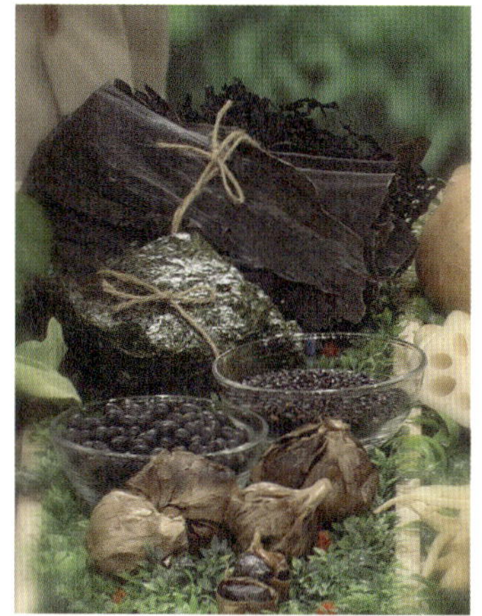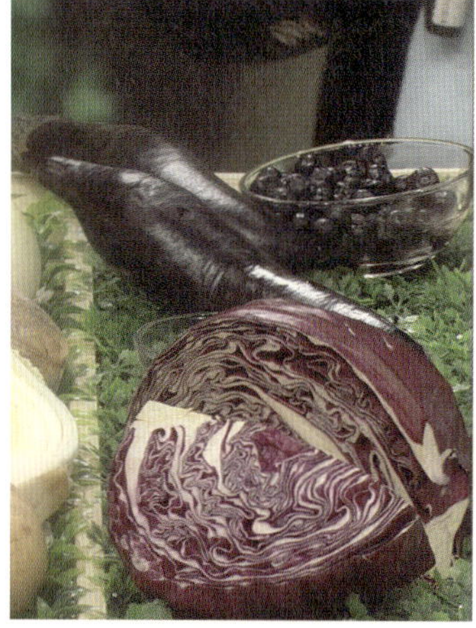

▶ 흑색 : 흑깨, 검은콩, 흑마늘, 미역, 김, 다시마 / 보라색 : 블루베리, 가지, 적색 양배추

백색 컬러푸드

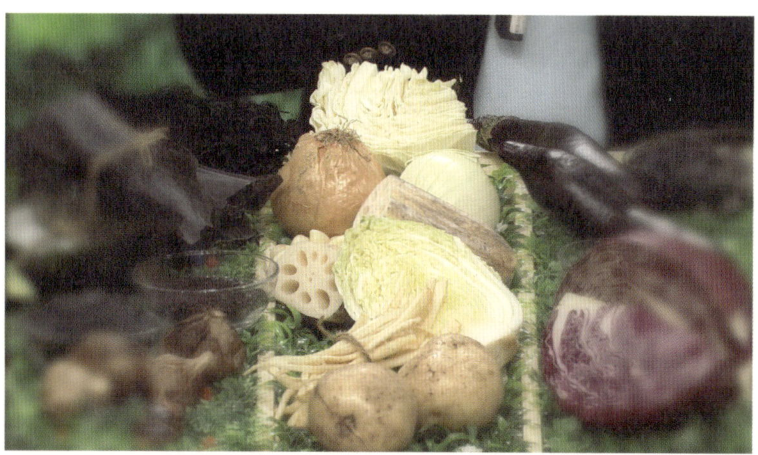

▶ 양배추, 무, 마늘, 양파, 도라지, 연근, 감자

백색 컬러푸드 중 양배추류에는 위에 좋은 성분이 들어 있고, 마늘 등에는 알리신과 무틴 성분이 포함되어 있다. 알리신, 무틴 성분은 간장과 신장을 튼튼하게 하고 소화를 촉진시키며, 병원균에 대한 저항력을 향상시킨다.

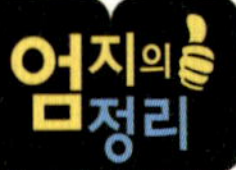

따라 해보자! 건강해지는 컬러푸드 섭취법

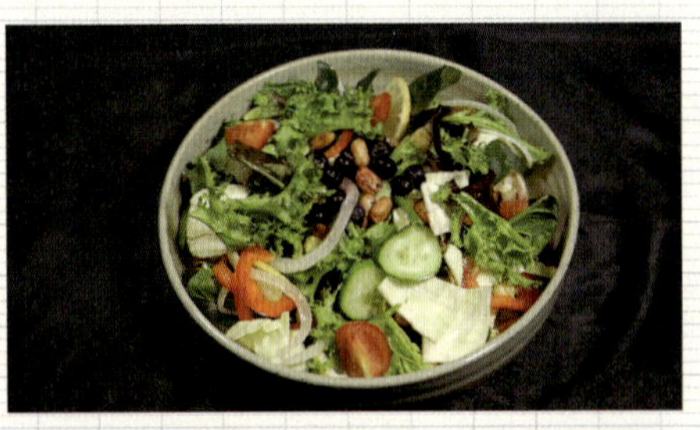

본인이 먹을 수 있는 만큼의 컬러푸드를 한 접시 담는다. 이때, 7가지 컬러푸드에 호두, 아몬드 등의 견과류를 곁들인다. 10~15분간 천천히 섭취한다. 이는 위가 포만감을 느끼기 위한 시간으로, 천천히 먹어야 포만감이 느껴진다. 가능하다면 이런 방법으로 저녁 식사 전에 한 접시 더 먹는다. 이때 주의할 점은, 드레싱의 유혹에서 벗어나라는 점이다. 채소 본연의 맛을 즐기는 것이 중요하다.

채소, 약 되게 먹는 법

채소는 전체식이 중요하다

채소는 뿌리부터 껍질, 씨앗까지 통째로 먹는 것이 좋다. 껍질부터 뿌리까지 채소 전체에 있는 토양 속 성분을 흡수할 수 있기 때문이다. 사실 토양의 변화와 품종의 상품성만을 고민하는 추세로 인해 100년 전 채소와 지금의 채소의 영양소 차이는 40배가 된다.

즉, 1914년에 생산된 사과 1개를 먹어서 보충할 수 있는 영양분을 지금은 40개를 먹어야 비슷하다는 뜻이다. 이렇게, 줄어든 영양분을 보충할 수 있는 방법이 바로 껍질, 뿌리, 씨앗을 함께 먹는 방법이다.

감자껍질에 비타민이 80% 들어 있으며, 양파껍질은 항노화 효과가 있다. 껍질에는 외부환경을 극복하면서 생기는 항산화 성분이 풍부하

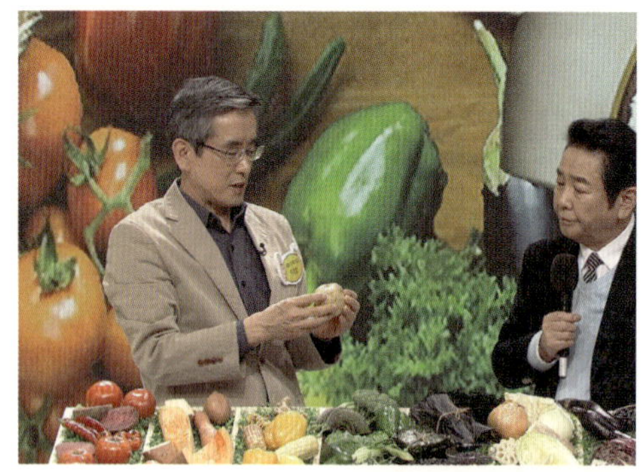

▶ 감자껍질에는 비타민의 80%가
들어 있다.

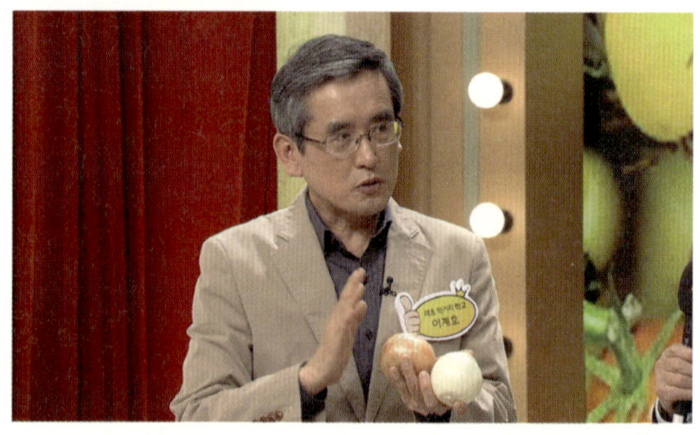

▶ 양파껍질은 세포의 노화를
방지한다.

다. 껍질째 먹는 감자 한 알에는 비타민C가 사과의 3배, 섬유소가 바나나의 5배다. 비타민의 80%가 껍질에 있다는 사실을 꼭 기억해야 한다.

또한 양파는 과육보다 껍질과 뿌리에 더 많은 영양소가 있는데, '퀘르세틴'이라는 성분이 세포의 노화를 방지한다. 껍질을 씹어 먹을 수는 없기 때문에 찌개를 할 때 껍질을 깨끗이 씻어 함께 끓이면 좋다. 그리고 당근과 무도 각각의 대표 영양소인 베타카로틴, 비타민C가 껍질에 가득 들어 있으니 겉에 묻은 흙만 씻어내고 조리하는 것이 건강에 도움이 된다.

껍질, 어떻게 먹을까?

고구마껍질은 간식으로 먹고, 참외껍질은 장아찌로, 석류 · 단호박 · 천도복
숭아 · 귤 껍질은 차로 우려내 마시면 좋다.

해독주스를 권하는 이유는 따로 있다

요즘, 건강에 좋은 채소를 챙겨 먹기 위해서 해독주스 같은 채소 주
스를 마시는 사람들이 많다. 해독주스는 다양한 채소들을 끓여서 먹는

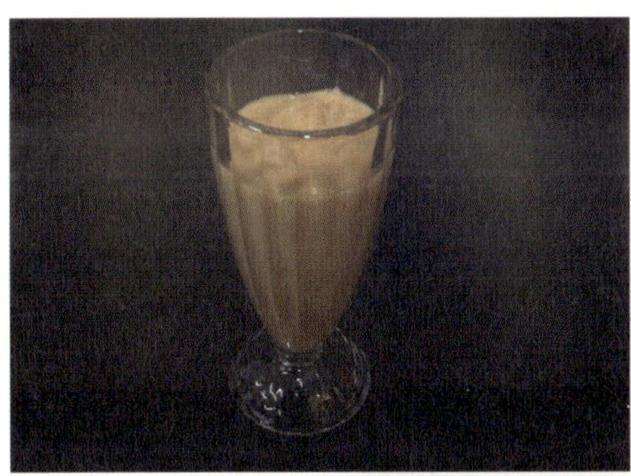

▶ 해독주스

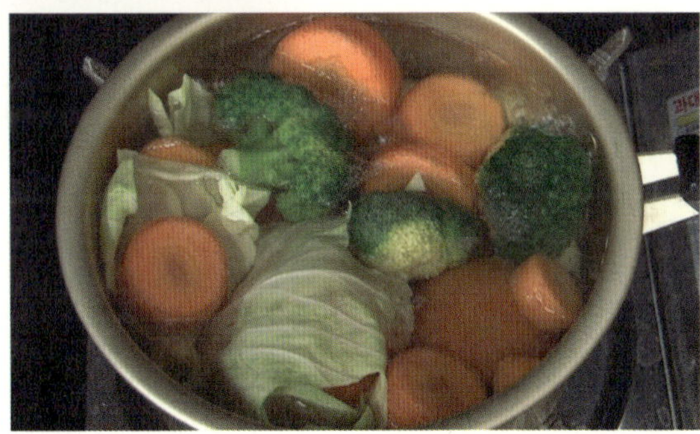

▶ 다양한 채소를 끓여
　 만드는 해독주스

방법인데, 이는 체내 흡수율을 높여 장의 활동을 원활하게 하는 것이 목적이다.

사실, 채소와 과일은 열을 가하면 영양분이 파괴된다. 그러나 생으로 먹으면 소화 과정에서 에너지의 40%가 소모되니 소화력이 강한 경우 생으로 먹을 것을 권장하고, 소화력이 약한 경우 체내 흡수율을 높이기 위해 삶아 먹는 것이 낫다.

전문가들이 해독주스를 권하는 이유는 부족한 채소 섭취량을 보완하기 위해서다. 즉, 한 번을 먹더라도 흡수율을 높여 장의 환경을 개선하려는 의도가 있다. 해독주스를 기본으로 하되, 나머지 채소는 생으로 씹어서 채소 섭취량을 보충해야 한다.

장 건강은 씹는 즐거움에서 시작된다

인체의 구조는 씹어 먹도록 만들어져 있다. 성인의 이는 32개, 이 중 어금니가 20개로, 씹어 먹도록 만들어졌다. 인체의 소화 과정에는 입 – 위 – 장의 기능이 있는데, 현재 한국인의 식습관은 입의 즐거움과 위의 포만감만을 중요하게 생각하고 있다. 하지만 장에서 영양분이 얼마나 분해되어 흡수되느냐가 가장 중요하다.

음식을 씹으면 침 속 소화효소의 분비량이 증가하고 세포 안의 생리활성물질이 증가하게 된다. 실제로 채소의 강한 세포막은 위산으로 분해되지 않고 그냥 배출되는데, 이때 충분히 씹어주면 채소의 세포막이 터지면서 그 안의 생리활성물질이 몸으로 흡수될 수 있는 것이다.

소화되지 않은 현미는 독소다

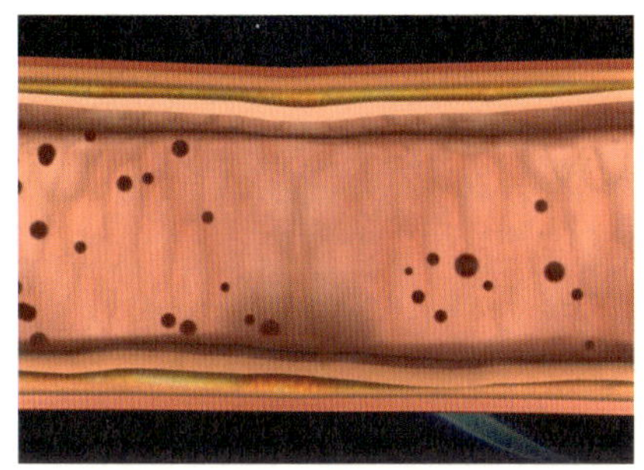

▶ 혈관 벽에 남는 현미의 식이섬유

건강을 위한 현미밥을 먹을 때에도 50번을 기분 좋게 씹을 수 있어야 그 영양이 온전히 몸에 흡수될 수 있다. 현미에는 식이섬유가 과다

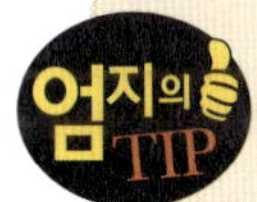

전문가의 현미 식단

〈엄지의 제왕〉에서 특별히 소개한 이계호 교수님의 현미 식단을 살펴보자.

1. 식사 전 견과류를 첨가한 샐러드 한 접시를 먹어라!
씹는 과정에서 침 속의 아밀라아제가 발생한다. 아침저녁으로 먹도록 한다.

2. 현미 + 통들깨로 현미밥을 지어라!
통들깨 소리가 들리지 않을 정도로 씹는다면 충분하다. 통들깨는 씹는 횟수도 조절해주고 오메가3도 섭취할 수 있어 좋다.

하게 포함되어 있어서 소화가 잘 되지 않는다. 소화되지 않은 현미는 오히려 혈관 벽에 남아 독소가 된다.

또, 현미찹쌀밥을 먹고 있다면 100번은 씹는 것이 좋다. 찹쌀에 풍부한 아밀로펙틴은 끈끈한 조직을 가지고 있어 소화가 잘 안 되고, 장 속 세균에 의해서만 분해가 가능하다.

약이 되는 채소 섭취

무, 말리면 약이 된다

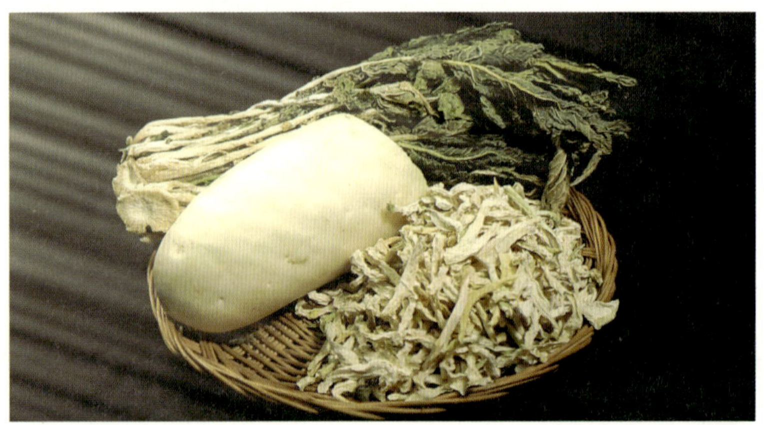

▶ 무, 무말랭이, 시래기

한국 사람들이 많이 먹는 채소 중 하나가 무다. 무는 뿌리에 들어 있는 아밀라아제가 아주 뛰어난 효능을 가지고 있다. 이것을 효과적으로

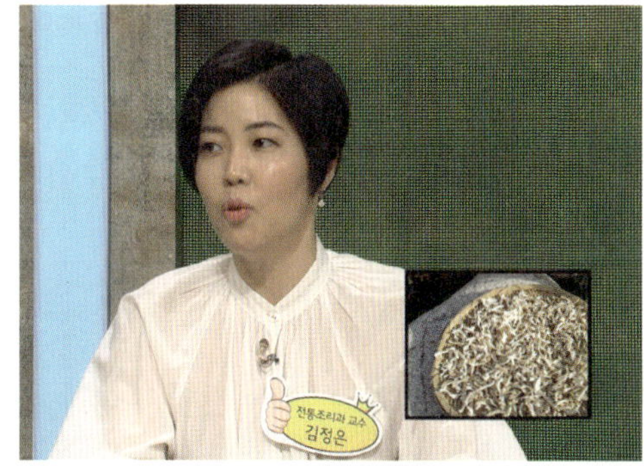

▶ 무말랭이 말리기

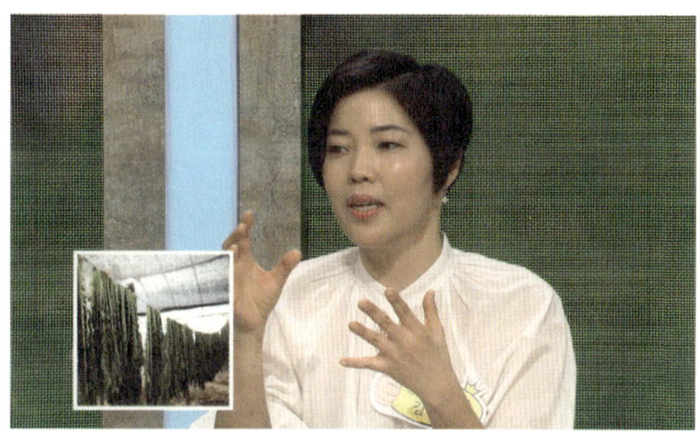

▶ 시래기 널어 말리기

섭취하는 방법은 즙을 내어 마시는 등 날것으로 먹는 것이다. 또한, 무는 말리면 비타민과 칼슘, 철분, 식이섬유가 풍부해지는 것이 특징이기 때문에 시래기와 무말랭이로 만들어 먹으면 좋다.

말릴 때 조심할 점이 있는데, 무말랭이는 많은 양을 말리면 곰팡이

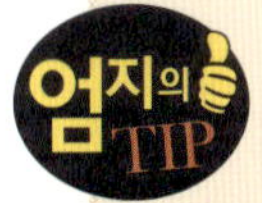

상품화된 말린 채소 중 중국에서 오는 건조 농산물이 많은데, 대부분 연탄불로 건조시킨다. 그렇게 하면 연탄의 황이 포함되어 곰팡이가 피지 않기 때문이다. 집에서 직접 말린 것이 아니면 물에 충분히 헹궈 씻어 먹어야 채소 표면에 있는 이산화황을 녹일 수 있다.

가 생기기 쉽다. 통풍이 잘 되는 채반에 듬성듬성 놓고 자주 뒤집으며 햇볕에 말려야 좋다. 시래기는 통풍이 잘 되는 그늘에 말리는 것이 중요하다. 햇볕에 말리면 누렇게 된다.

양배추의 천적은 물이다

양배추는 위의 기능을 보완하는 성질을 가지고 있다. 하지만, 수용성이므로 물에 오래 담그면 생리활성물질이 빠져나가기 때문에 10분 이상 물에 담그지 말아야 한다. 양배추의 영양소 손실을 줄이려면 샐러드나 가벼운 절임요리에 이용하는 것이 좋다.

찜을 쪄서 먹는 경우도 많은데, 비타민C는 열에 약해서 파괴되기 쉽다. 하지만 채소를 섭취하는 목적이 다르고, 섭취 방법을 하루아침에 바꾸기가 쉽지 않으니 생으로도 먹고 쪄서도 먹도록 한다.

마늘은 꼭 냉동 보관한다

마늘은 상온에서 시간이 지남에 따라 영양이 손실되기 때문에 수확 후 냉동 보관하는 것이 좋다. 또, 제철나물은 말려서 냉동 보관하면 영양 손실 없이 1년 내내 먹을 수 있다. 파 역시 잘게 썰어서 냉동 보관하면 오래 먹을 수 있다.

단, 요리를 할 때 얼린 채소는 해동하지 말고 언 채로 사용해야 향과 식감을 살릴 수 있다.

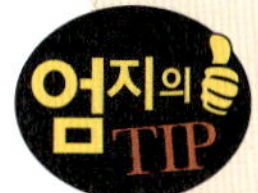

과일과 채소 이렇게 세척하자!

1. 담금용 소주(알코올 30~35%) : 식초 = 1 : 1 + 물(5~10배 희석)

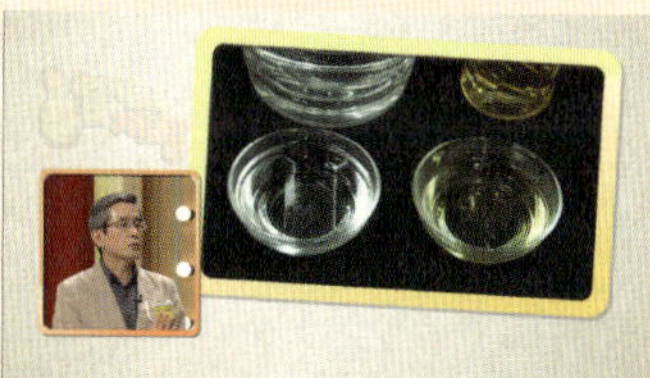

2. 채소를 5분 정도 담근 후 흐르는 물에 씻어내면 농약과 미생물을 함께 제거할 수 있다.

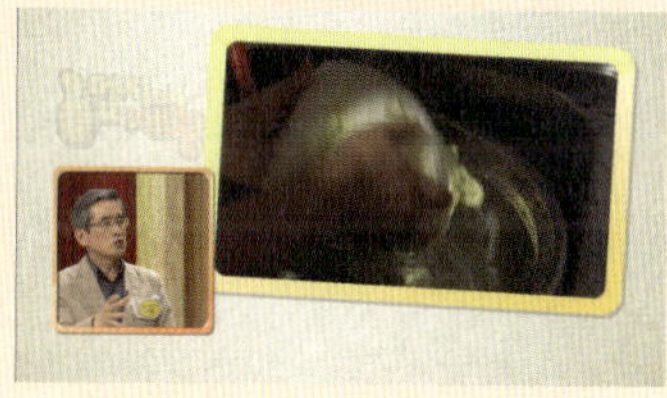

Q1 • 원액기는 효과가 없다?

그렇다.

요즘 채소의 즙만 짜서 먹는 원액기가 유행하고 있다. 하지만 채소로 섭취해야 하는 중요한 성분 중 하나가 섬유소인데, 채소즙은 말 그대로 '즙'만 먹는 것이다. 채소와 과일의 식이섬유에 장 활동을 돕는 항암물질이 들어 있는데, 건더기에 남아 있는 섬유소는 다 버리고 즙만 마시고서 채소를 먹었다고 생각하면 착각이다. 즙만 마시기보다는 채소를 통째로 갈아 먹는 것이 좋다.

Q2 • 갈아 먹을 때도 방법이 있다?

그렇다.

통째로 갈아 먹어도 채소를 한 가지만 갈아 먹으면 안 된다. 당근이 좋다고 하여 당근 3~4개를 믹서에 분쇄하여 마시는 경우가 있는데, 오히려 몸에 해롭다. 당근 속에 있는 베타카로틴 성분은 비타민A 전구체로서 매우 좋은 성분이지만, 지용성이기 때문에 주스로 마시게 되면 거의 소화되지 않아 몸에 해롭다. 이때는 기름에 볶아 섭취하는 것이 좋다.

Q3 ● 채소를 굽거나 기름에 볶아 먹으면 효능이 떨어진다?

⋮⋯目 아니다.

생토마토의 경우, 갈아서 마시면 토마토가 가진 영양분인 리코펜 성분의 5%만 흡수가 되고 다 배출된다. 기름에 볶거나 구워서 먹을 수 없다면, 지용성인 호두, 아몬드와 함께 섭취한다. 혹은 올리브오일을 넣어 함께 갈아 먹어야 지용성 비타민을 우리 몸으로 흡수시킬 수 있다.

청경채도 기름과 궁합이 잘 맞아서 기름에 볶아 먹으면 약이 되는 채소다. 단, 채소를 볶을 때 달구지 않은 냄비에 넣고 볶으면 많은 양의 수분이 발생하고 영양소가 손실된다. 충분히 팬을 달군 후에 센 불에 빨리 볶아 먹는 것이 좋다.

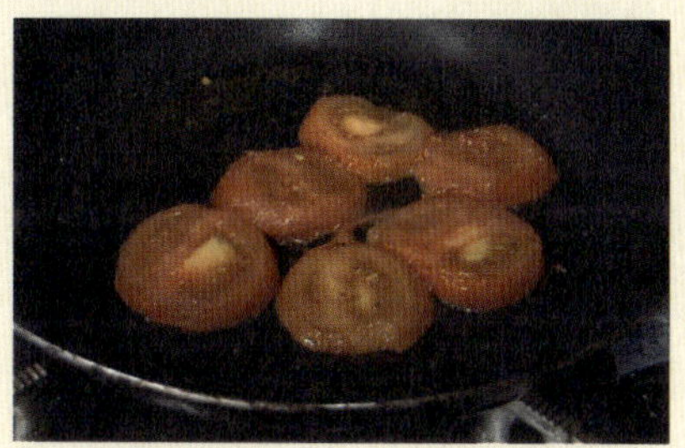

▶ 기름에 볶아 먹는 토마토

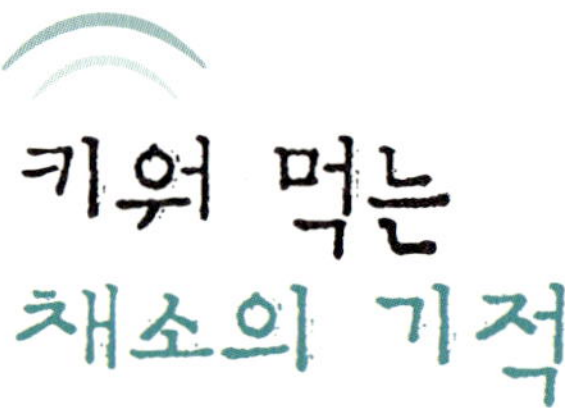

키워 먹는
채소의 기적

키워 먹는 채소, 무엇이 다를까?

최근 주목받고 있는 키워드 중 하나가 '귀농'이다. 많은 사람들이 주말농장을 이용하고 베란다에서 작은 텃밭을 가꾸며 살아가는 것이 자연스러워졌다. 이렇게 키워 먹는 채소는 무엇이 다를까?

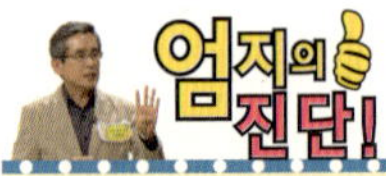

┗ 완전히 다르다!

1. 햇빛을 직접 보고 자란 채소는 비타민 함량이 뛰어나다.
2. 바로 키워 바로 먹는 채소가 훨씬 신선하고 영양가가 높다.
3. 키워 먹으면 깨끗한 전체식이 가능하다.

① 햇빛을 보고 자란다

비닐하우스, 온실 등에서 대량 생산된 채소들은 햇빛 대신 비료로 영양을 보충한다. 비닐하우스에서 재배된 채소는 직접 키운 채소보다 비타민C나 카로틴의 양이 70% 이상 적다. 같은 작물도 화학비료로 키울 경우, 시금치의 철분은 3분의 1 이하로, 토마토의 비타민C 함유량은 절반 이하로 떨어진다. 햇빛을 보고 자란 직접 키운 채소는 광합성을 통해 영양분이 합성되기 때문에 이렇게 차이가 날 수밖에 없다.

② 건강한 채소를 먹을 수 있다

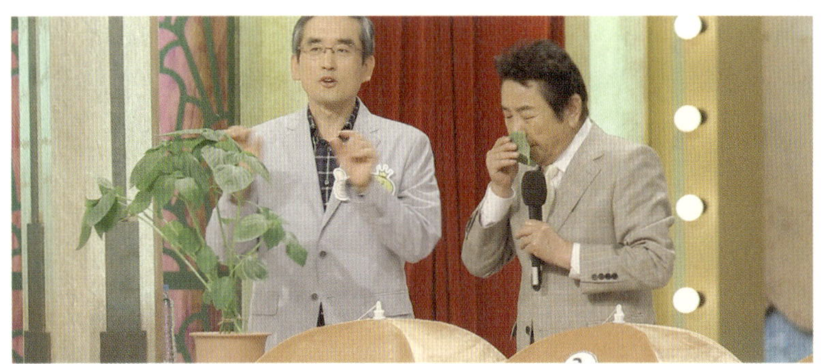

▶ 깻잎

깻잎을 한번 비교해보자. 시설에서 키우는 깻잎은 잠을 푹 자지 못한다. 건강을 위해 꼭 섭취해야 하는 채소 중 하나인 깻잎이지만, 평생 잠자지 않은 깻잎엔 해독·항암·회춘 기능이 없다. 게다가 재배 장소와 식탁까지의 거리가 멀수록 영양가는 떨어진다. 갓 수확한 채소와 수확한 지 5일된 채소를 비교해보면, 비타민C의 양이 30%나 차이가 난다. 가까운 거리에서 자란 건강한 채소를 섭취해야 하는 이유가 여기에 있다.

③ 전체식이 가능하다

채소와 과일은 뿌리부터 줄기, 잎, 껍질 등 자연 그대로 섭취해야 건강에 좋다. 예를 들면, 깨끗이 까서 버리는 양파껍질에 영양분의 대부분이 들어 있다. 즉, 버려지는 부분이 가장 맛도 좋고 영양가도 높아 몸에 부족한 영양소를 채워주는 역할을 하는 것이다. 내가 깨끗이 키운 채소로 전체식을 한다면, 채소로 할 수 있는 가장 완벽한 영양식을 하는 셈이다.

내 손으로 직접 키워 먹는 채소, BEST 3

3위_ 부추

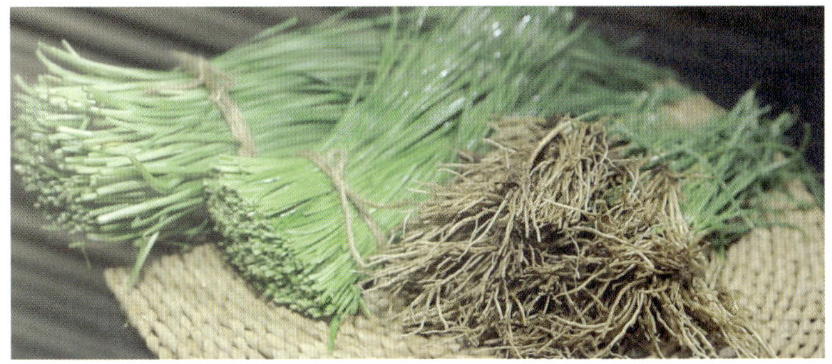

▶ 부추

옛말에 우스갯소리로, 첫 부추는 사위도 안 준다는 말이 있다. 첫 부추는 인삼보다도 좋다는 말도 있는데, 부추를 심고 그해 첫 수확하는 부추는 영양분이 매우 좋다는 뜻이다. 직접 집에서 부추를 키워 먹으면, 특히 1년 중 봄에만 구입할 수 있는 봄 부추를 모종으로 심으면 1년 내내 영양분이 좋은 봄 부추를 섭취할 수 있다. 게다가 부추는 키우기도 쉽고 한 번 심으면 2~ 4년까지 수확이 가능하다.

부추를 키워 먹으면 좋은 점 중 하나가 바로 뿌리까지 먹을 수 있다는 것이다. 흰 부분까지 먹는 부추를 호부추라고 하는데, 일반 부추에 비해 가격도 비싸고 구하기도 쉽지 않다. 하지만 부추를 직접 키워 먹으면 뿌리 가까운 흰 부분까지 채취해서 섭취할 수 있으며, 여러 가지 볶음요리에 이용할 수 있어 일석이조의 효과를 누릴 수 있다.

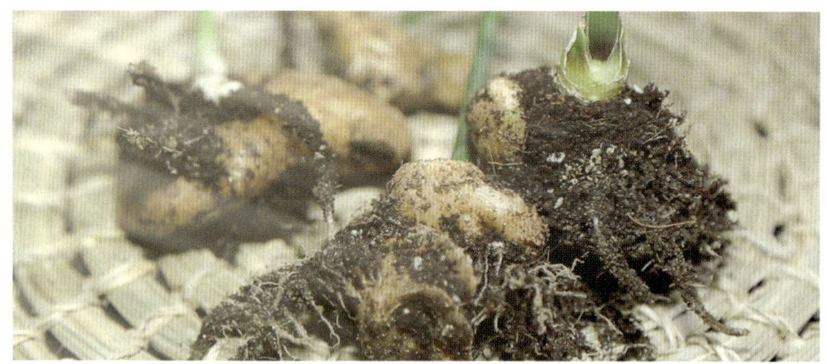

▶ 생강

생강은 피를 맑게 하고 우리 몸을 따뜻하게 하는 보약 같은 채소다. 생강을 키우는 것은 생각보다 어렵지 않다. 집에서 생강을 먹다가 조금 물러지거나 상하려고 할 때, 그대로 큰 화분이나 화단에 심으면 싹이 나고 뿌리가 퍼지면서 굵은 생강이 달리는 것을 볼 수 있다.

생강은 특히 여성들에게 좋다. 몸이 찬 여성의 요통과 생리통 등에 효과가 있고, 혈액을 맑게 해주며, 콜레스테롤을 없애주고 암을 예방하는 데 도움이 된다. 특히 지방을 분해하는 효과가 있기 때문에 다이어트에 효과적이다.

대부분 생강의 뿌리만 먹지만 생강은 잎과 줄기도 효능이 뛰어나, 생강의 잎은 한의학에서 이미 약재로 사용되고 있다. 〈엄지의 제왕〉에서는 이렇게 몸에 좋은 생강잎으로 집에서 쉽게 만들 수 있는 요리법을 소개해본다.

[생강잎, 이렇게 먹어요!]

1 생강잎 부각

생강잎에 찹쌀풀을 바르고 통깨를 뿌려서 말렸다가, 먹을 때 식용유
에 튀겨내면 된다.

2 무장아찌

무장아찌를 담근 후 그 위에 생강 줄기와 잎으로 덮어놓는다.

3 고기의 잡냄새 제거

육개장이나 쇠고깃국 등에 한 잎씩 넣으면 고기의 잡냄새를 없애준
다. 본래 생강향보다 연한 생강잎의 향 덕분에 부드러운 맛을 느낄
수 있다.

4 물김치

물김치를 담글 때 생강잎으로 생강 넣은 효과를 얻을 수 있다.

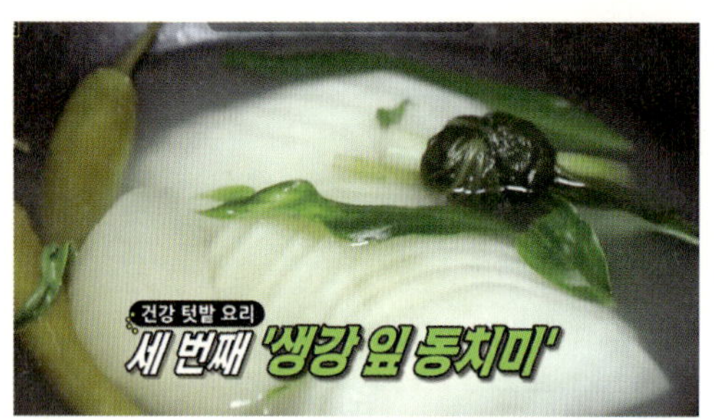

▶ 생강잎 동치미

5 생선의 잡냄새 제거

생강잎을 갈치조림이나 고등어조림을 할 때 무와 함께 넣으면 생선의 잡냄새를 잡아준다. 그리고 생선과 함께 생강잎을 먹으면 맵지 않고 씹는 맛까지 있는 별미가 된다.

당근은 키우기도 쉽고 섭취할 수 있는 방법도 다양하다. 모든 녹황색 채소 중 당근의 카로틴 함량이 가장 높다.

보통, 시중에 파는 당근은 잎이 없는 상태로 뿌리만을 판다. 뿌리와 잎의 보관 방법이 달라서 유통 중 상품성이 없는 당근잎은 버려지는 것이다. 하지만 당근보다 당근잎에 뛰어난 영양소가 많다. 당근잎에는 당근 뿌리보다 더 많은 카로틴과 비타민C, 단백질, 칼슘, 식이섬유가 함유되어 있다. 그래서 당근잎은 직접 키워야 먹을 수 있는 소중한 채소다.

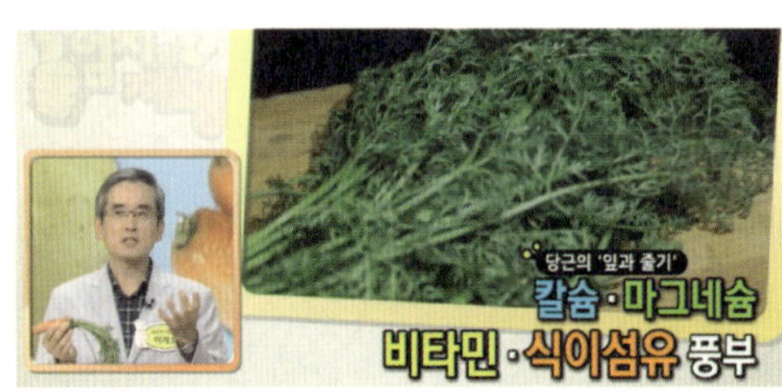

▶ 당근잎

당근잎에는 혈당을 조절하는 인슐린의 활성을 도와주는 아연과 크롬 성분이 풍부해 당뇨병에 도움이 된다. 특히 당근잎의 정유 성분이 몸을 따뜻하게 하여 혈액순환을 돕기 때문에 근육통이나 신경통에 좋다.

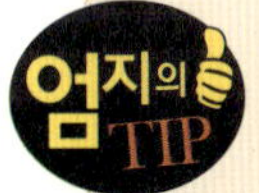

엄지의 TIP

당근잎 쉽게 키우는 노하우

당근의 뿌리 부분을 잘라서 먹고 윗부분을 남겨둔다. 이 윗부분을 물에 담가두면 쉽게 싹이 나고 잎이 자란다. 당근을 뿌리째 심기 어려우면 이렇게 먹고 난 자투리 부분을 이용해서 잎을 키워 먹어도 좋다.

당근잎은 당근과 함께 요리에 활용해도 좋지만, 전문가들은 당근잎 차를 권한다. 당근잎을 건조시켜 차로 만들어 마시면 훌륭한 건강차가 되기 때문이다. 당근잎 차를 통해 거친 피부가 개선되고 머리카락에 윤기가 생기며, 당근잎이 함유한 풍부한 식이섬유로 인해 변비 해소의 효과도 볼 수 있다.

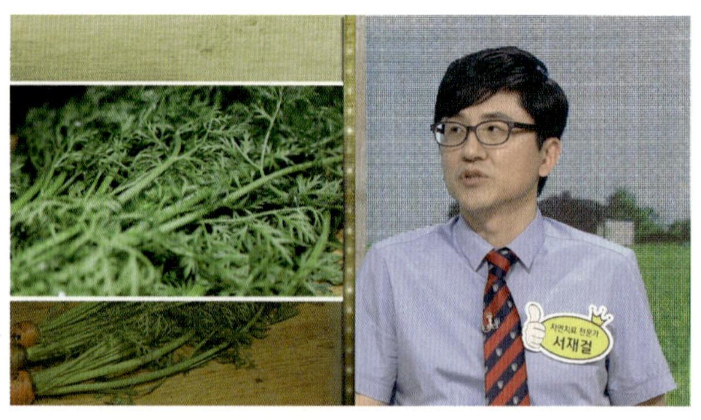

당근잎 차를 만드는 방법은, 당근잎과 줄기를 깨끗이 씻은 다음, 물기를 빼고 솥에서 찐 후 잘 말린다. 건조된 후에 잘게 부수어 보관하면서 수시로 음용하면 된다.

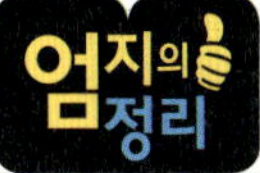 **좋은 채소 고르기 노하우**

1. 좌우 대칭이 균일한 채소를 고르자.

건강하게 키운 채소는 좌우 대칭이 균일하다. 유기비료는 균일하게 뿌리기 힘들기 때문에 비료가 많이 뿌려진 쪽은 과잉 성장해, 어딘가가 돌출되어 좌우가 대칭을 이루지 않는 채소들이 많다.

2. 묵직한 채소를 고르자.

건강하게 키운 채소는 크기가 작더라도 묵직하다. 채소는 비료를 주지 않으면 자기 뿌리로 영양분을 찾기 때문이다. 세포분열을 되풀이하며 느긋하게 생장하기 때문에 시간은 오래 걸리지만 태양, 물, 흙의 에너지를 골고루 흡수해 튼실해진다. 반면, 비료와 같은 성장촉진제를 맞은 채소들은 세포분열이 빨라지면서 그만큼 속이 헐거워진다.

3. 씁쓸한 맛을 가까이하자.

자연재배한 상추, 치커리 등에서는 하얀 진액이 나오고 씁쓸한 맛이 난다.

4. 다양한 모양의 열매채소를 먹자.

오이, 가지, 호박과 같은 열매채소는 모양과 크기가 제각각이다. 시설에서 키운 채소는 공산품처럼 균일하지만 자연 상태에서 자란 것들은 개성이 있게 다 제각각으로 생겼다는 것을 기억하자.

우리 몸을 살리는 약이 되는 채소가 있는가 하면, 모르고 먹었던 독이 되는 채소도 있다. 집에서 누구나 쉽게 따라 할 수 있는 봄나물을 통한 보약 채식의 비결이 있다는데, 〈엄지의 제왕〉과 함께 그 비법을 배워보자.

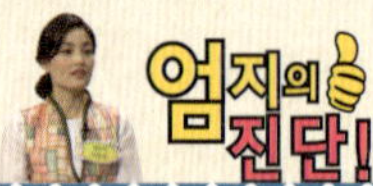

이현주 한약사님_ 한방 채식 한약사, 대구한의대학교 한방산업학 석사

└, 봄에 나는 4대 보약나물을 먹자!

인공감미료를 줄여 자연 그대로의 맛을 즐기는 4대 보약나물을 즐겨보자!

생강소금

생강소금은 앞으로 소개되는 4가지 보약나물에 필요한 건강한 양념이다.

생강소금의 효능은 나트륨 섭취를 줄이고 피를 맑게 한다. 생강의 살균해독 기능으로 해충, 중금속, 농약 등의 해독효과와 함께 소화기능 증진, 혈액순환 개선 및 항산화 · 항암 효과를 볼 수 있다.

나물무침, 국, 볶음요리, 샐러드 등 소금을 이용하는 모든 요리에 활용이 가능하니, 보약나물을 만들기 전에 꼭 만들어두자.

생강소금 만드는 법

1. 생강은 말려서 가루를 낸다.

2. 소금은 곱게 분쇄한다.

3. 1과 2를 같은 비율로 섞는다.

4대 보약나물 1 냉이

봄에 나는 냉이는 간 기능을 돕고 비타민A가 풍부해 시력을 좋게 한
다. 특히 춘곤증으로 피로감을 느낄 때 냉이를 먹으면 졸음을 몰아낸

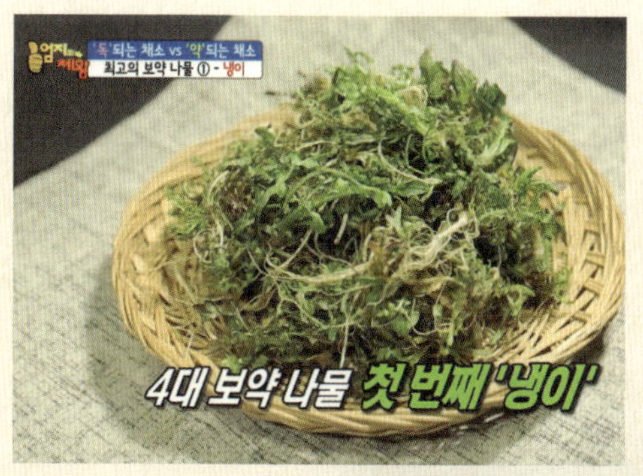

▶ 냉이

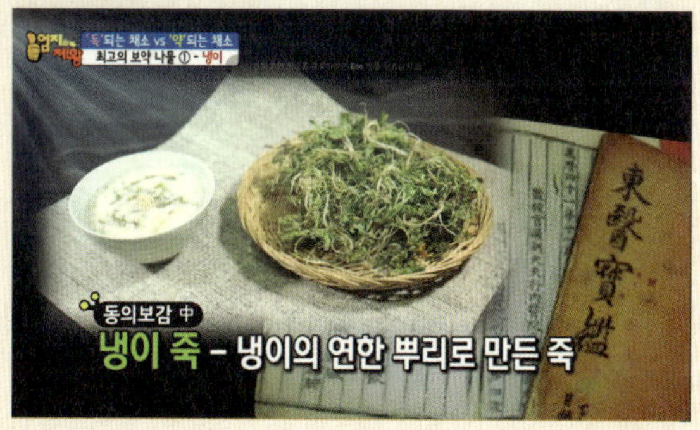

▶ 〈동의보감〉에
소개된 냉이죽

다. 50대의 경우, 간 기운이 쇠약하기 시작하고 간엽이 얇아지며 담즙도 줄기 시작하기 때문에 시력이 떨어진다 하여 냉이를 챙겨 먹으면 좋다.

냉이를 이용한 음식으로 〈동의보감〉에 소개된 냉이죽을 추천한다. 냉이의 연한 뿌리를 현미와 같이 죽을 쑤어 먹으면 좋은 피가 간으로 들어간다.

냉이죽 만드는 법

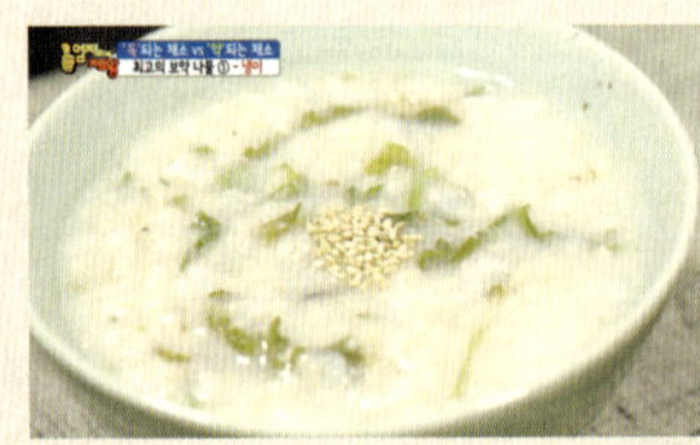

▶ 냉이죽

• 준비하기

냉이는 뿌리 부위의 흙을 털어내고 흐르는 물에 씻는다. 잎은 손으로 뜯고, 뿌리는 작게 자른다.

1. 현미는 1시간 정도 불린 후 죽을 쑨다. 믹서로 입자가 반 정도 있는 상태로 갈면 죽을 쑤기 쉽다.

2. 쌀알이 익을 때까지 잘 저어가며 약불에 죽을 끓인다.

3. 냉이를 처음부터 넣으면 약성과 향이 감소하기 때문에 어느 정도 죽이 완성된 상태에서 냉이를 넣고 뚜껑을 닫은 뒤 한소끔만 더 끓인다.

4. 생강소금으로 간을 하면 냉이죽이 완성된다.

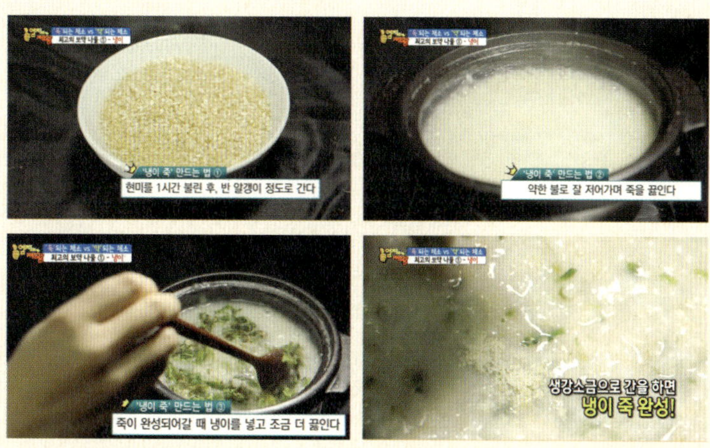

▶ 냉이죽 만드는 과정

 고사리

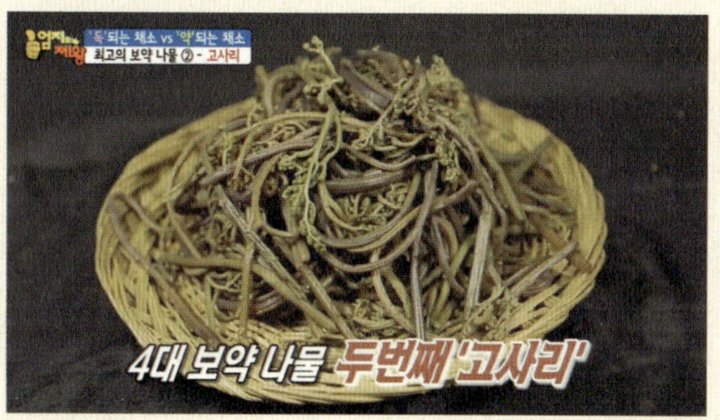

▶ 고사리

고사리는 단백질과 섬유질이 풍부하다. 몸의 열을 위에서 아래로 내려주는 해독작용을 하며, 살균작용이 뛰어나 최고의 음식재료 중 하나로 꼽힌다. 사찰음식이나 제사상에 빠지지 않는 주요 음식인 것도 이런 이유에서다. 단 하나의 단점은, 비타민B1을 파괴한다는 것이다. 고사리를 조리할 때 다음과 같이 비타민B1을 보완하는 조리법을 사용하면 된다.

고사리무침 만드는 법

1. 고사리를 쌀뜨물에 넣고 삶는다.

2. 삶은 물을 버리지 않고 뚜껑을 닫은 뒤 냄비째로 식힌다. 고사리의 비타민B1이 파괴되지 않고 식감도 좋아진다.

3. 집간장, 들기름, 미강들깨를 넣어 무치면 부족할 수 있는 비타민B1이 보강된다.

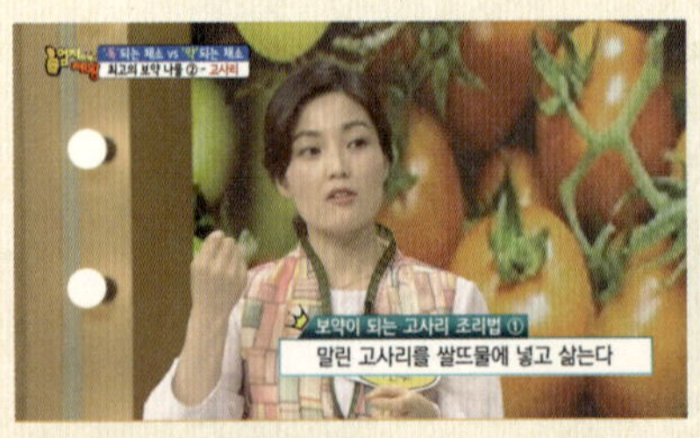

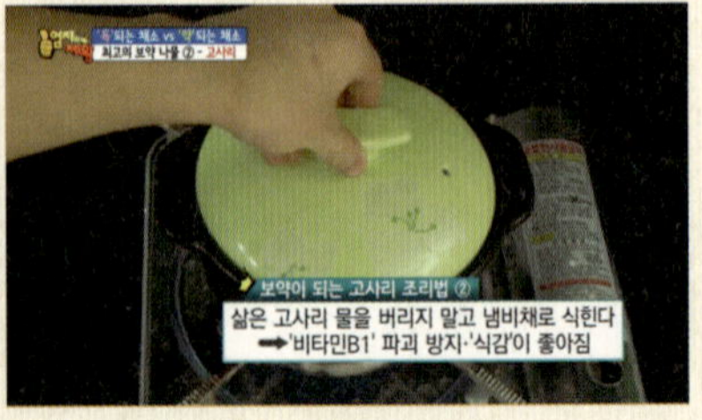

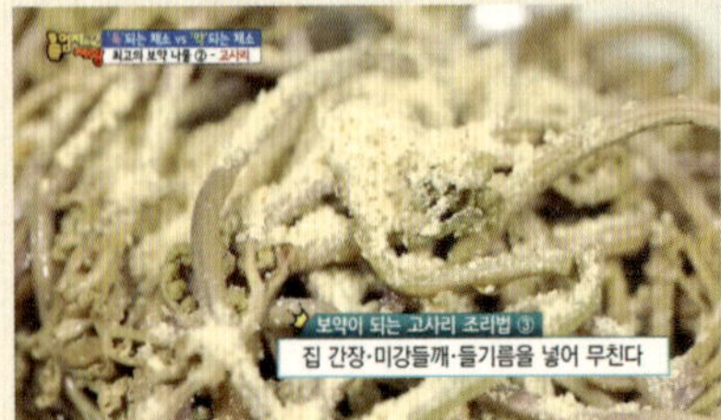

▶ 고사리무침 만드는 과정

봄에는 간혈이 상승하면서 열이 오른다. 갱년기 여성이 흔히 경험할 수 있는 현상으로, 홍조가 있는 사람들은 얼굴이 붉어진다. 씀바귀의 쓴맛은 이런 열을 식혀주는 효능을 가지고 있다.

고들빼기나 씀바귀, 민들레와 같은 쓴맛 나는 채소들은 염증을 다스리고 심장의 열을 다스려 정신을 안정시키는 효능을 가지고 있다. 쓴맛 자체가 효능을 가지고 있으므로 너무 우려내서 쓴맛을 없애지 말고 맛과 향을 그대로 즐기는 것이 좋다.

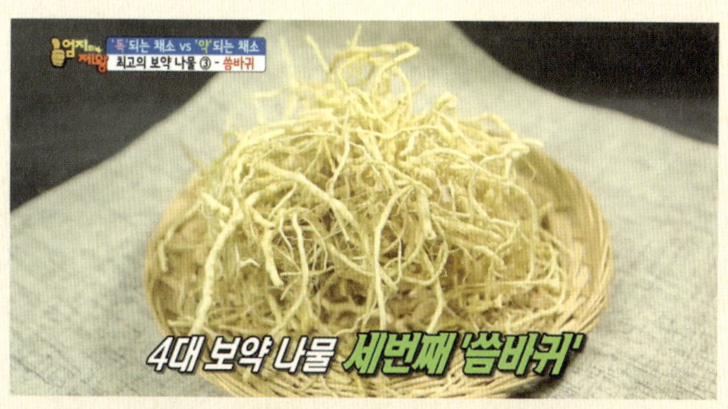

▶ 씀바귀

씀바귀나물 만드는 법

1. 씀바귀에 매실청을 넣는다.

2. 생강소금, 미강참깨, 현미식초를 넣어 무치면 새콤달콤 쌉쌀한 씀바귀나

물이 완성된다.

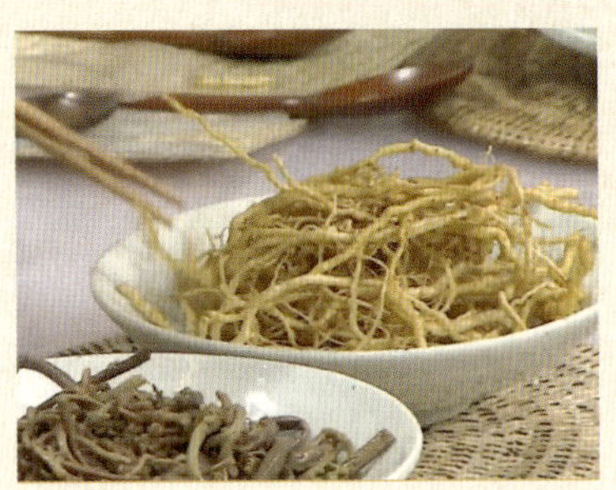

▶ 씀바귀나물

 두릅

한약에서 쓰는 '목두채(木頭菜)'라는 이름과 같이 나무의 가장 꼭대기에 나는 나물인 두릅은 그 기운이 인체의 상부에 작용하여 병증을 다스린다. 뇌에 작용하여 신경을 안정시키고, 머리를 맑게 하여 두통과 어지럼증을 다스린다.

두릅처럼 향이 강한 재료들은 강한 향신료와 함께 요리하지 않는 것

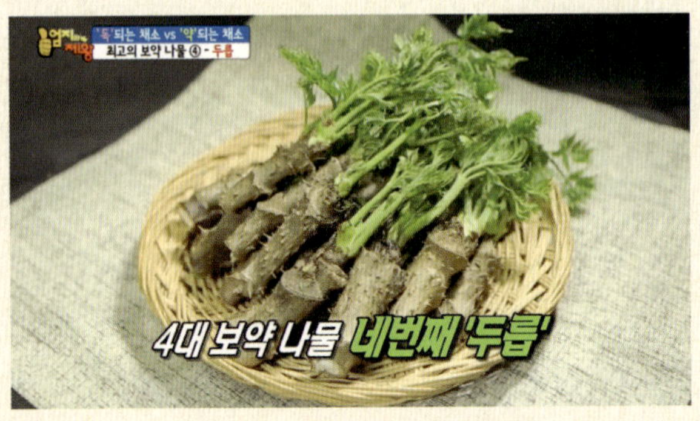

▶ 두릅

이 좋다. 살짝 데쳐서 그대로 즐기는 것이 가장 좋다. 너무 많이 먹는 것도 좋지 않으니 한 번에 한 접시 정도 먹는다.

1. 생강소금, 현미가루, 전분을 섞어서 두릅에 묻힌다.

2. 양념한 두릅을 찜통에 넣고 살짝 쪄낸다.

3. 집간장, 들기름, 미강참깨, 고춧가루, 감식초로 양념장을 만든다.

4. 쪄낸 두릅을 양념장과 곁들여 먹는다.

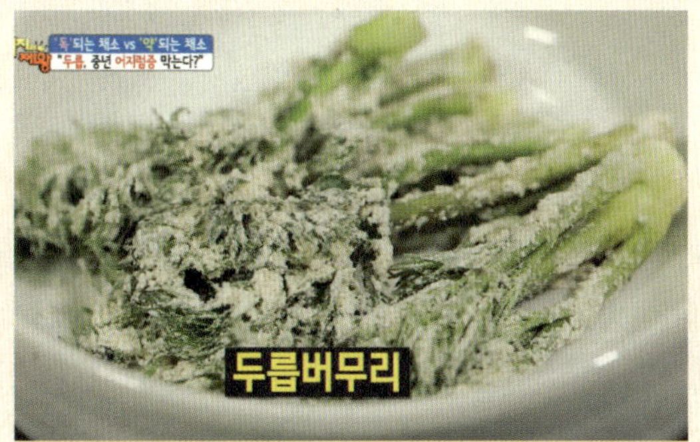

▶ 두릅버무리

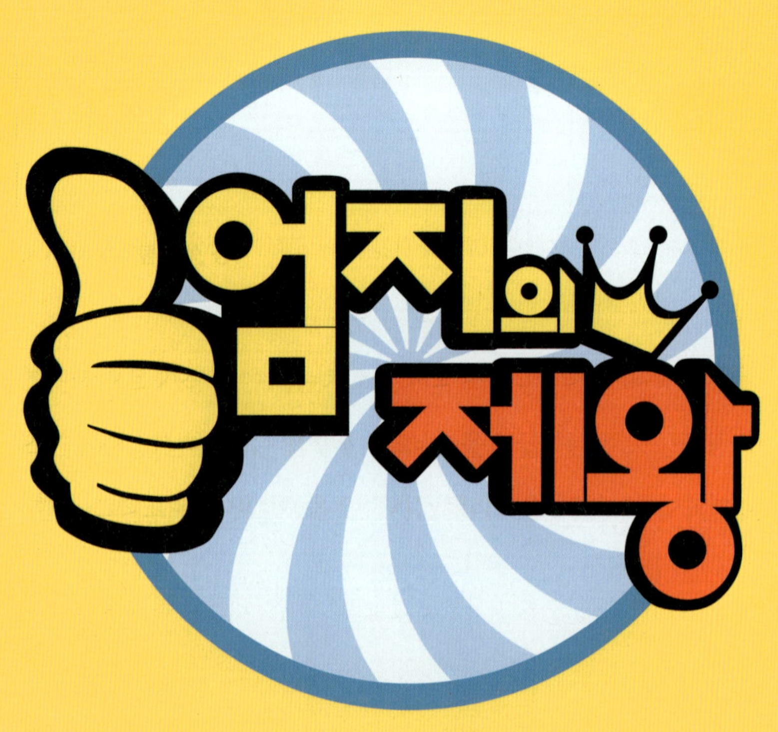
엄지의 제왕

03

물만 잘 마셔도
병이 낫는다

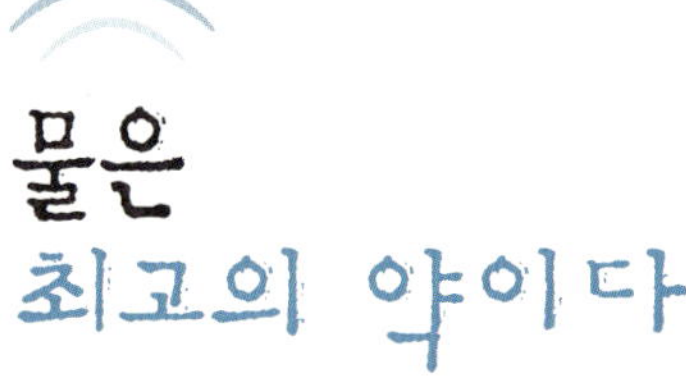

물은
최고의 약이다

물만 마셔도 건강해질 수 있다

물을 마시지 않으면, 병에 걸릴까? 물은 우리 몸을 자유롭게 순환할 수 있는 유일한 물질이다. 그래서 인체의 70%는 물로 구성되어 있다. 혈액의 94%가 수분이고, 뇌 조직 등은 80% 이상이 물로 구성되어 있다.

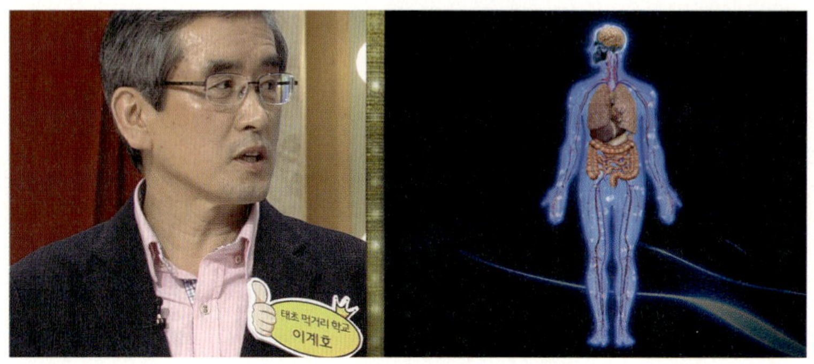

▶ 인체의 70%는 물로 구성되어 있다.

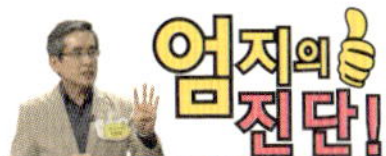

이계호 교수님_ 충남대학교 화학과 교수, 한국분석기술연구소 소장, '태초 먹거리 학교' 운영 중

└, 그렇다! 물만 마셔도 건강해질 수 있다.

물 부족은 만병의 근원이다. 물은 인체의 모든 대사, 면역시스템에 영향을 주는 가장 기본적인 물질이다.

평생 매일 마셔야 하는 물

물은 남녀노소 누구에게나 반드시 필요하다. 몸속의 수분량을 비교해보면, 태아는 90%, 성인은 70%, 노인은 50% 정도라고 할 수 있다. 즉, 나이가 많아질수록 몸속의 수분량이 줄어들게 된다. 이 말은 노화의 원인이 물 부족에도 있기 때문에 물은 노화를 예방할 수 있다는 뜻이다.

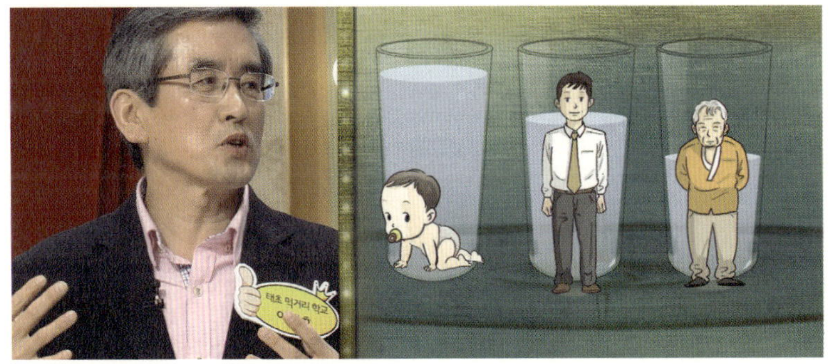

▶ 나이가 들수록 몸속 수분량이 줄어든다.

현대인의 90%가 만성 탈수 환자다?

물 부족이 사망의 원인?

'바쁘다', '귀찮다'로 대변될 수 있는 현대인의 90%는 물이 부족한 탈수 상태다. 하지만 누구도 그것을 심각하게 인지하지 못하고 있다는 것이 더 큰 문제다. 대부분의 사람들은 내 몸에 물이 부족한 것을, 갈증이 생겨야만 비로소 느낀다. 하지만 갈증은 탈수 증상의 마지막 단계에 느끼게 되는 것이다. 특히 갈증을 느끼지 못하는 경우가 더 위험한데, 장기간 갈증을 느끼지 못하면 만성 질환의 원인이 되기 때문에 가능하면 탈수의 주범이 되는 카페인, 알코올이 많이 들어 있는 음료를 줄이고 물 마시는 습관을 들이는 것이 중요하다.

뇌졸중이나 동맥경화는 주로 새벽이나 아침에 발병한다. 수면하는

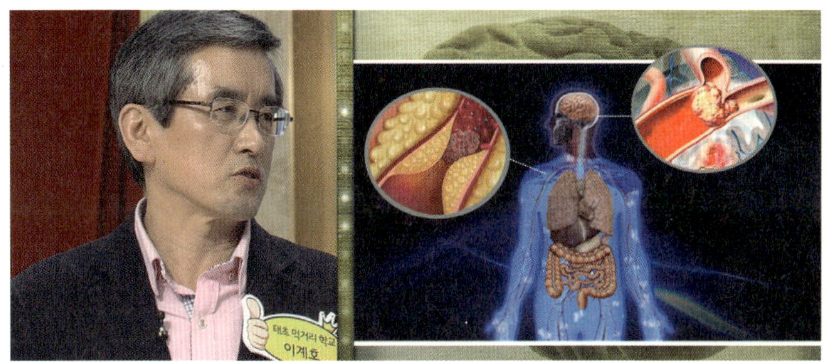

▶ 수면 중 체내 수분량이 떨어져 혈관이 수축된다.

동안 호흡과 땀을 통해 수분이 많이 배출되기 때문에 체내의 수분량이 극도로 떨어져 뇌졸중이나 동맥경화의 발병률이 증가하는 것이다.

우리 몸을 유지하기 위해 필요한 물의 양은 여름이나 겨울이나 큰 차이가 없는데, 일반인의 경우 겨울에는 물을 마시는 양이 절반으로 줄어든다. 그래서 겨울철 탈수가 큰 문제라고 할 수 있다. 만성 탈수는 만병의 근원이 된다고 해도 과언이 아니다.

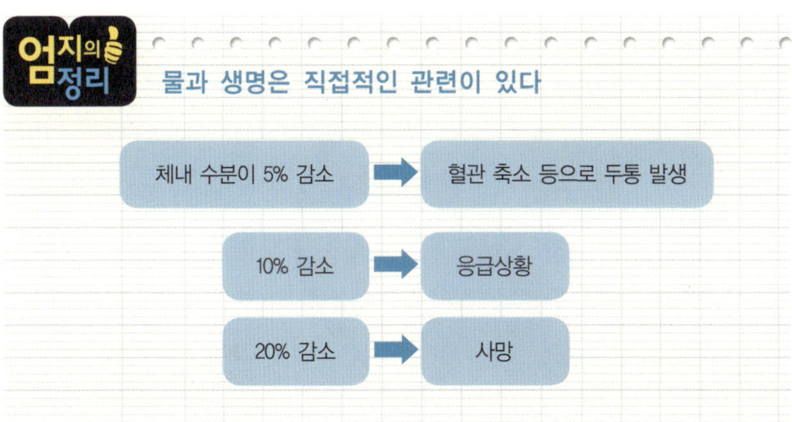

이유 없이 아픈 당신, 물 어떻게 마시고 있습니까?

다음의 체크리스트를 보고 해당하는 항목에 표시해보자.

☐ 원인 없이 피곤한 경우
☐ 쓸데없이 화를 자주 내고 긴장하는 경우
☐ 몸에 힘이 없고 머리가 무거운 경우
☐ 잠을 잘 못 자는 경우
☐ 원인 없이 숨이 가쁜 경우
☐ 인내심과 집중력이 부족한 경우
☐ 음료가 심하게 마시고 싶은 경우
☐ 물에 관련된 꿈을 많이 꾸는 경우

→ 모두 물 부족에서 오는 결과!

이렇게 우리가 대수롭지 않게 여기는 증상들이 물이 부족해서 생기는 것이다.

평상시 땀, 소변, 대변을 통해 많은 양의 물이 몸에서 빠져나가고, 잠을 자는 동안에도 호흡을 통해 많은 양의 수분이 빠져나간다. 빠져나간 물의 양을 보충하는 것이 중요하며, 항상 적절한 양의 물이 몸속에 존재하려면 의식적으로 정기적인 물 섭취가 필요하다. 물 부족이 장기적으로 지속되면 언젠가는 만성 질환을 발생시키는 결정적인 원인이 되기 때문이다.

전 국민의 탈수의 주범, 음료수

옛날에는 수도가 없어서 빗물을 받아 식수로 사용하기도 하고 지하수를 퍼서 사용하기도 하였다. 하지만 요즘은 편의점이나 마트에서 물을 사서 마시는 시대가 되었다. '마실 것'이 물 말고도 많아졌기 때문에 물이 필수가 아닌 선택지의 하나가 되었다는 것이다. 대부분의 사람들은 이왕 돈을 내고 사는 것이기에 건강을 생각해서 녹차를 사 마시거나 스포츠 이온음료로 갈증을 해소한다. 혹은 맥주나 커피를 통해 수분을 보충하고 있다고 생각한다. 하지만, 이런 다양한 종류의 음료수가 탈수의 가장 큰 원인이 된다. 음료는 절대로 물과 대체될 수 없다.

커피 vs 물

현대인들이 즐겨 찾는 음료수들의 공통점은 이뇨작용을 하는 물질

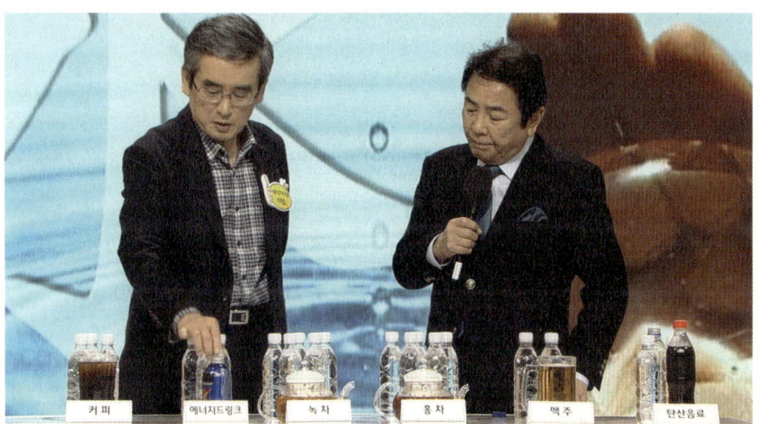

▶ 물을 대체하는 다양한 음료수들

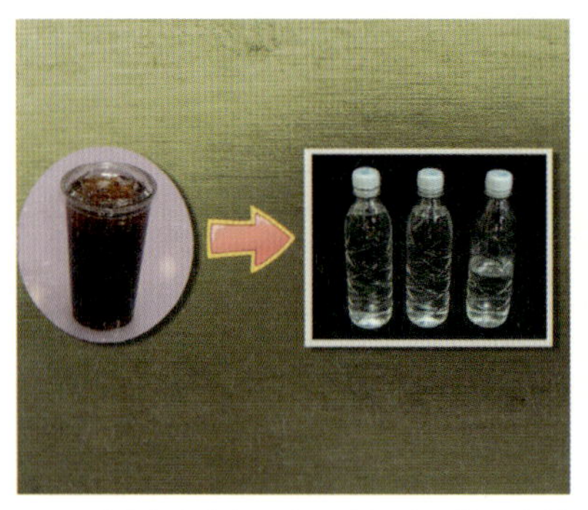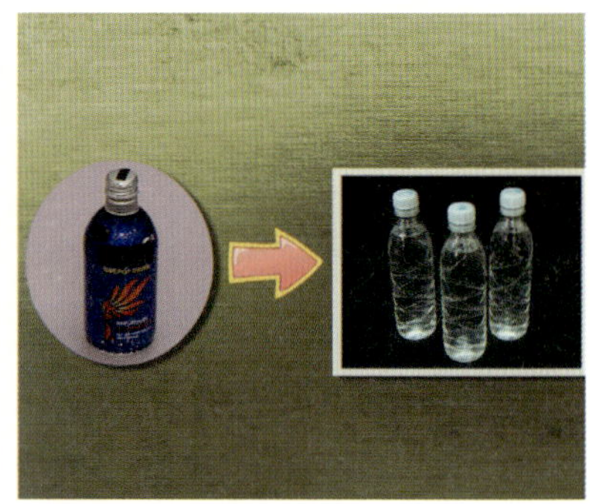

▶ 커피 / 에너지 드링크 섭취 시 보충해야 할 수분량

들이 들어 있다는 것이다. 예를 들면, 녹차, 홍차 등에 들어 있는 카페인은 이뇨작용을 하는 대표적인 물질로, 섭취량의 2배 이상의 수분을 배출시킨다. 즉, 커피 1잔을 마시면 300ml 물을 2병 반 정도 추가 섭취해야 배출된 수분을 보충할 수 있다는 뜻이다.

또 커피보다 카페인 함량이 높은 에너지 드링크 350ml 섭취 시, 물 900ml를 추가 섭취해야 한다. 바깥으로 배출되는 수분은 반드시 보충해주어야 하는데, 대부분의 경우 음료수를 마시고 수분을 충분히 섭취했다고 느끼기 때문에 문제가 되는 것이다.

녹차·홍차 vs 물

몸에 좋다고 알려진 차를 물처럼 수시로 음용하는 사람들이 많다. 하지만, 차는 물이 아니다. 녹차 1L 섭취 시, 물 1.5L를 추가 섭취해야 한다.

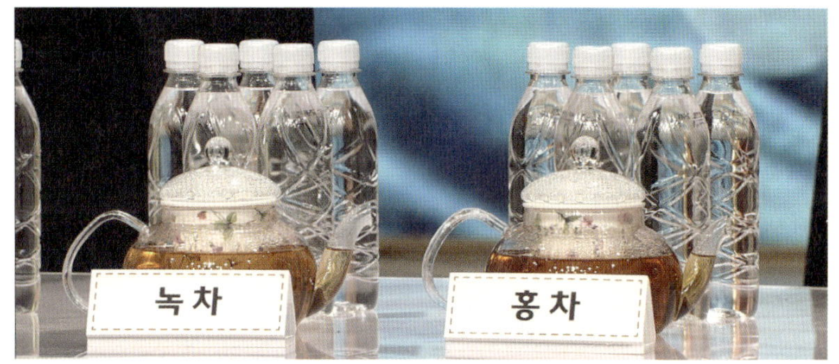

▶ 녹차 / 홍차 섭취 시 보충해야 할 수분량

물론 녹차에는 커피나 에너지 드링크에 없는 몸에 좋은 항산화물질이 있다. 하지만 문제는 마시는 양에 있다. 과량 복용 시 탈수 증상을 일으킬 수 있기 때문에 녹차도 적절히 마시고, 마신 뒤에는 물도 적절히 마셔주는 습관을 갖는 것이 중요하다. 만약 사우나 같은 곳에서 녹차 1병을 다 마시고 땀을 흘린다면, 수분이 보충되는 것이 아니라 오히려 탈수 증상을 일으킬 수 있는 것이다.

수분 보충을 위한다면 물을 권장하며, 녹차는 하루에 1잔 정도가 적당하다. 이때, 티백은 우린 뒤 빨리 건지는 것이 좋다.

맥주 vs 물

맥주를 마시면 화장실에 가고 싶다는 생각이 든다. 그만큼 빠른 이뇨작용을 하기 때문이다. 맥주 500ml 섭취 시, 물 600ml를 추가 섭취해야 빠져나간 수분을 보충할 수 있다.

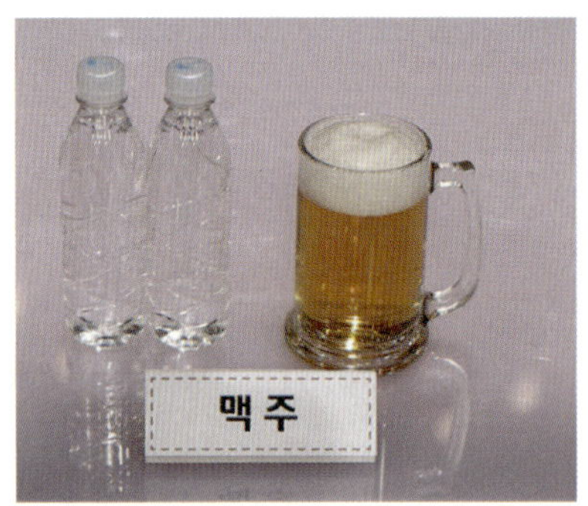

▶ 맥주 섭취 시 보충해야 할 수분량

탄산음료 vs 물

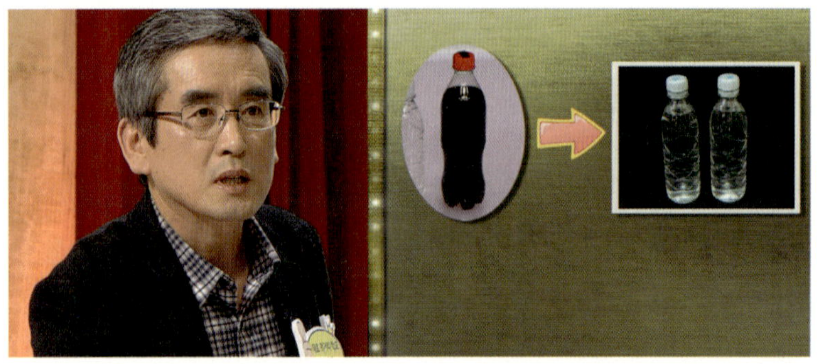

▶ 콜라 섭취 시 보충해야 할 수분량

탄산음료는 주로 청소년들이 많이 마시는데, 함유된 카페인 등의 작용으로 탄산음료 500ml 섭취 시, 물 600ml의 추가 섭취가 필요하다. 성장기에 있는 청소년들에게 카페인이 있는 탄산음료보다는 물을 자주 마시는 습관을 길러주는 것이 중요하다.

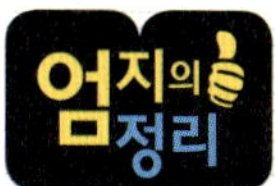

내 몸에 물이 적절히 있는지 어떻게 알 수 있을까?

물 1잔을 마셨을 때 바로 화장실에 가고 싶다면 이미 체내에 수분이 충분한 상태다. 그런데 물 1잔을 마셨을 때 화장실에 가고 싶지 않다면 물이 부족하다는 뜻이다. 그러나 무엇이든 넘치면 좋지 않은 법. 강박관념 때문에 자주 물을 마실 필요는 없다. 소변 보는 횟수는 하루 6~8회가 적당하고, 10회 이상 화장실을 간다면 물을 너무 많이 마시고 있는 것이므로 마시는 물의 양을 조금 줄여 신장에 무리가 가지 않도록 주의해야 한다.

물 대신 음료를 많이 마시면 어떻게 될까?

당분이 함유된 음료를 많이 마시면 당 중독 현상이 올 수 있고, 수분의 대사가 몸속에서 원활하게 이루어지지 않게 된다. 따라서 음료수는 물과 다르다는 사실을 기억해, 음료수를 마시더라도 물은 반드시 충분히 마셔야 한다. 또한, 음료수의 종류에 따라서 탈수로 이어지는 경우도 있으니 과다 섭취는 피하는 것이 좋다.

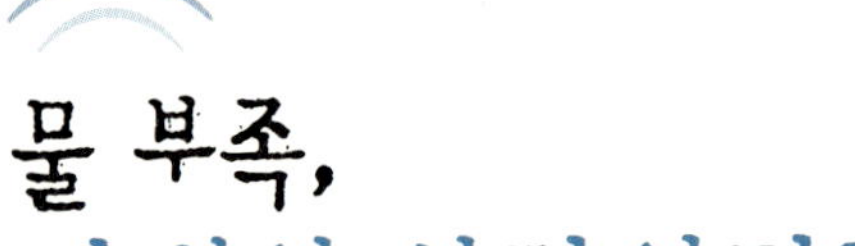

물 부족,
만병의 시작이다?

우리 인체를 구성하는 데 없어서는 안 될 물. 그러나 우리는 물의 중요성을 잘 느끼지 못한다. 그렇다면 과연 물 부족이 우리에게 어떤 심각한 병을 불러오는지 알아보자.

1 중풍

나이가 들면, 무서운 질병 중 하나가 중풍이다. 나이가 들수록 갈증을 느끼는 신경이 약화되어 몸에 물이 부족해도 갈증이 나타나지 않는다. 특히 겨울에는 몸이 갈증에 더욱 둔감해지기 때문에 물을 충분히 마시지 않게 되고, 이는 갑작스러운 중풍으로 연결되는 경우가 많다.

물이 부족하면 혈액의 점성이 높아져 혈관이 막히기 쉽다. 일교차가 큰 가을이나 추운 겨울 아침에 중풍 발생이 증가하는 이유는, 갑자기 외부의 찬 바람에 노출되면서 뇌혈관이 수축하는 이유도 있지만 밤사이 건조한 공기에 호흡과 땀으로 수분을 과다하게 빼앗겨 혈액의 점성이 높아지기 때문이기도 하다.

❷ 비만

현대인의 고질병 중 하나는 다이어트다. 평생 다이어트를 한다고 해도 과언이 아닐 만큼 누구나 안 해본 다이어트가 없다. 다이어트를 하는 사람들의 특징은 물을 많이 마신다는 점이다. 거꾸로 생각해보면, 비만인 사람들은 물을 자주 마시지 않는다.

만성 탈수 상태가 되면, 목마름을 배고픔으로 착각하는 경우가 많다. 몸속에 물이 부족하면 목이 말라야 하는데, 그것을 배고픔으로 느껴 음식을 자주 섭취하는 것이다. 그 결과, 만성 탈수 때문에 살이 찐 것을 부은 것이라고 느끼게 되고, 물을 더 멀리하거나 이뇨작용이 있는 옥수수수염차 같은 것을 마셔서 탈수 증상은 더욱 심해진다. 비만해지면 각종 성인병에 걸리기 쉬우니 물을 자주 마셔 미리 대비하는 것이 중요하다.

③ **고혈압 환자**

고혈압 환자는 수분 부족으로 혈액의 흐름이 느려져 혈전이 생기기 쉽다. 물을 충분히 마시지 않을 경우, 수면 중 혈액이 끈적해져 뇌졸중이나 뇌경색이 올 수 있으니 평소에 물을 자주 마시는 습관이 가장 중요하다.

④ **병상에 오래 누워 지내는 환자**

병상에 누워 있다 보면, 몸을 움직이는 횟수가 일반인보다 줄어든다. 이럴 때 몸속 수분까지 부족해지면 소변 횟수가 줄어 요로결석이나 요로감염이 생기기 쉽고, 장 운동도 줄어들어 변비가 생기기 쉽다.

⑤ **통풍**

물을 많이 마시게 하여 요산 배출을 촉진할 수 있다. 통풍 환자가 물을 많이 마시지 않을 경우, 통풍결석이 생길 수 있음에 유념해야 한다.

자연이 준 천연 만병통치약, 물

세상에서 가장 싸고 가장 쉽게 구할 수 있는 물은 천연 만병통치약이라고 할 수 있다. 물이 다양한 약을 대체할 수 있다면? 지금 당장 물 한 컵 마시고, 다음 부분을 읽어보자.

흥분제, 각성제	졸음을 쫓기 위해 각성제를 먹거나 커피를 마시는 대신 물을 마시면, 물이 소화기계통을 자극하여 전신의 물질대사를 촉진시킨다. 즉, 경쾌함과 흥분을 주어 순간적으로 잠을 깨는 효과가 있다.
진정제	진정제는 중추신경계가 흥분한 상태를 진정시키는 약물을 말한다. 드라마에서도 너무 놀라거나 흥분된 상태에서 물 1잔을 마시는 경우를 흔히 볼 수 있는데, 그것과 같은 이치다. 진정제를 쓰는 대신 물을 천천히, 침착하게 마시면 물은 정신신경에 가장 좋은 진정제 역할을 한다.
이뇨제	이뇨제는 소변으로 노폐물을 배출하게 하는 약이다. 주로 전신성 부종, 고혈압 치료 등에 처방된다. 이뇨제 대신 물을 충분히 마셔주는 것만으로 소변으로 인한 노폐물 배설을 촉진시킬 수 있다.
해열제, 발한제	발열·두통·오한 등에 사용되는 약 대신 물을 마셔보자. 땀을 내는 해열작용을 하고 물질대사를 촉진시킬 수 있다.
수면제	배가 고프거나 배가 너무 부르면 잠이 잘 안 온다. 기분 좋은 숙면을 위해서는 80% 정도 위를 채우는 식사를 하고 잠들기 30분 전에 물 1잔을 마시면 좋다. 이때 물이 수면제 역할을 대신한다. 이는 두뇌로 올라가려는 혈액을 복부로 끌어내려 긴장을 누그러뜨리기 때문이다.

물만 잘 마셔도 병에 안 걸린다?

WHO(세계보건기구)에 따르면 '깨끗한 물을 마시면 각종 질병의 80%까지 자연적으로 치유 가능'하다. 지금 마시는 물 1잔이 내 몸을 건강하게 해준다는 뜻이다. 내가 지금 마신 1잔의 물, 어떻게 몸속으로 전달될까?

물을 마신 30초 뒤에 수분은 혈액에 공급되고, 1분이 지나면 혈액을 통해 뇌조직과 생식기로 전달된다. 10분이 지나면 피부와 같은 표피조직에, 20분이 지나면 간, 신장, 심장 등 각 장기의 세포에 침투되어 전달된다. 한 번 마신 물이 몸 밖으로 완전히 배출되는 기간은 30~60일이다. 즉, 지금 마신 물이 두 달 후의 체질을 결정하기 때문에 물을 꾸준히 마시는 것이 중요하다.

물에 대한 오해와 진실

차(茶)는 물이 아니다

차는 차고, 물은 물이다. 물론, 보리, 현미, 옥수수로 만든 곡차는 물

	장점	단점
결명자차	간의 열을 내려줌.	저혈압 촉진, 설사를 자주 하거나 아랫배가 찬 사람은 금지
옥수수수염차	이뇨작용, 부기를 빼줌.	신장이 약한 사람은 금지. 이뇨작용이 강해 탈수 증세 일으킬 수 있음.
둥굴레차	폐, 위장에 좋은 약재로, 마른기침과 위장병에 좋음.	혈압 상승
구기자차	간장, 신장에 좋음.	벌레가 잘 생기는 특징 때문에 농약의 위험이 있음.

대용이 가능하다. 그러나 곡차가 아닌 것들을 물처럼 수시로 음용할 경우 부작용이 있을 수 있다.

결명자차

많은 사람들이 눈 건강 때문에 결명자차를 마시고 있다. 하지만, 이것도 물처럼 마시면 문제가 된다.

결명자는 간의 열을 내려주는 약재로, 눈의 피로를 해결한다고 알려져 있다. 하지만 설사 증세가 있는 사람이 마시면 수분 배출량이 더욱 증진되어 탈수 증세를 보일 수 있으며, 혈압이 낮은 사람이 결명자를 장기 복용하면 저혈압을 유발할 수 있다.

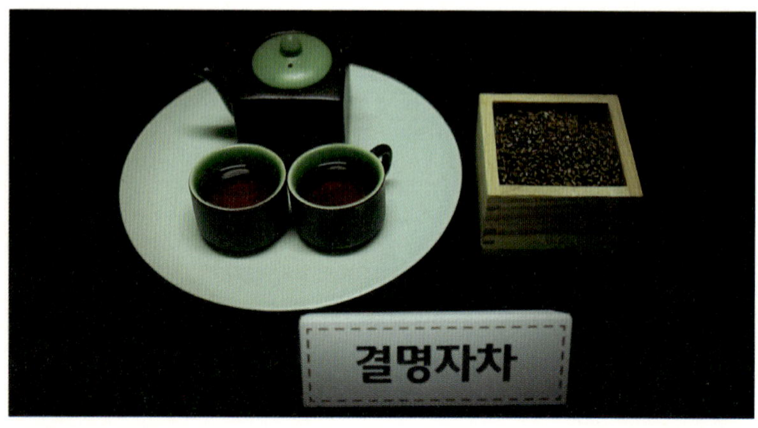

▶ 결명자차

　옥수수수염차가 붓기를 빼주고 다이어트에 효과가 있다고 해서 여성들 사이에서 열풍을 일으킨 적이 있다. 하지만, 옥수수는 곡물이지만 옥수수수염은 곡물이 아니라는 점을 기억해야 한다. 옥수수수염차를 물처럼 마시면 부작용이 발생할 수도 있다는 뜻이다.

　옥수수수염은 한방에서 '옥미수'라 하는 약재로, 이뇨작용을 하며 부기를 제거한다. 이때 몸의 수분이 빠져나가기 때문에 체중 감소로 오해할 수 있지만, 이는 진정한 의미의 체중 감소는 아니다. 또한 신장이 약한 사람은 신장에 무리를 주어 좋지 않으니 물 대용으로는 마시지 않는 것이 좋다.

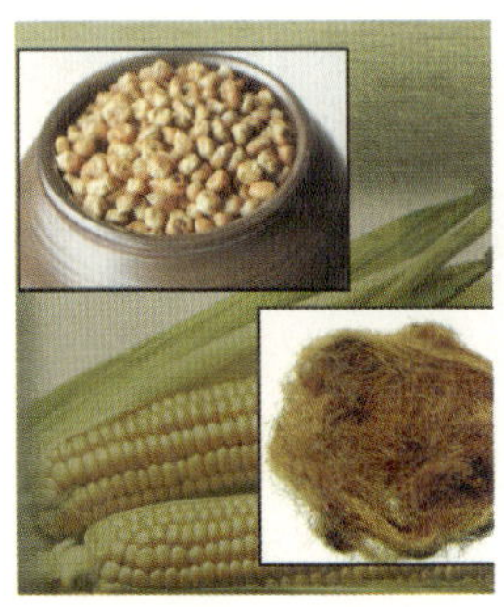
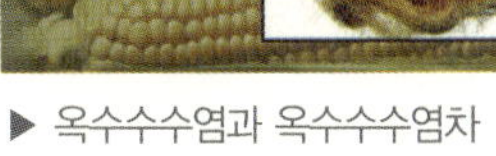
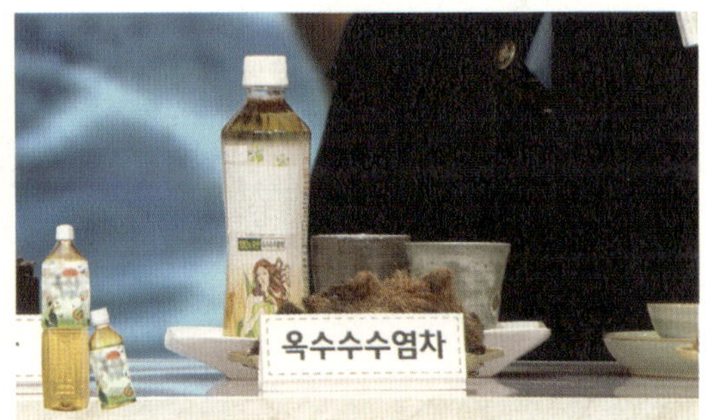

▶ 옥수수수염과 옥수수수염차

둥굴레차

둥굴레차 역시 곡차가 아니기 때문에 물 대용으로 마시는 것은 좋지 않다.

둥굴레는 한방에서 보약으로 사용된다. 폐, 위장에 좋은 약재로서 마른기침과 위장병에 효과가 있다. 하지만 오래 복용하면 혈압이 높아질 수 있다. 수치상으로 따져본다면, 하루에 5잔 미만은 괜찮다. 물 대신 하루 종일 마시는 것이 문제가 된다는 것이다.

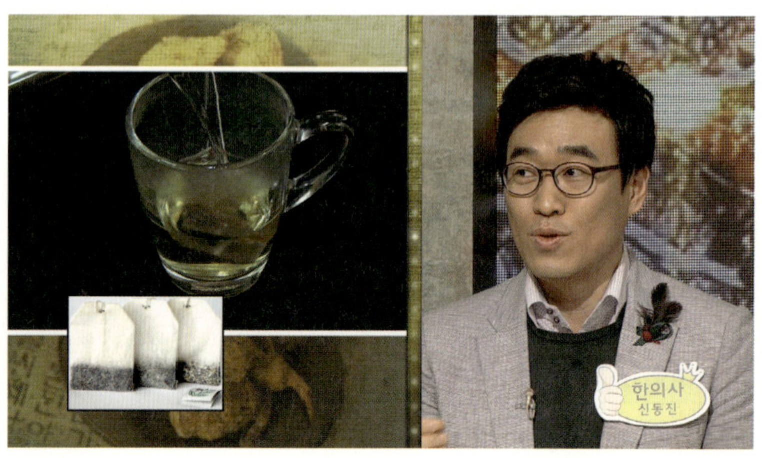

▶ 둥굴레차

구기자는 '회춘의 명약'으로 불리며 간장, 신장을 튼튼하게 해주는 약재로 쓰인다. 하지만 벌레가 잘 생기는 특징이 있어 농가에서 재배할 때 농약을 사용하기도 한다. 따라서 약재로 차를 끓일 때에는 신중한 판단이 필요하다. 유기농 구기자를 구하는 것이 좋지만, 구하기 어렵다면 농약을 충분히 제거한 후 차로 끓여야 한다.

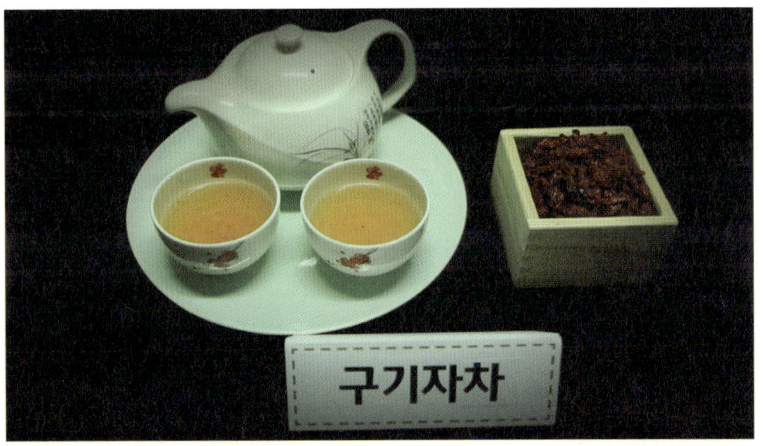

▶ 구기자차

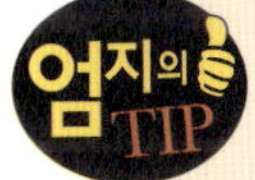

몸에 좋다고 알려진 약재들을 섞어서 끓이면 어떨까?

가장 좋지 않은 방법이 여러 가지 약재를 함께 끓이는 것이다. 약재 중 하나라도 체질에 맞지 않을 경우 부작용이 우려된다. 약재를 사용할 때에는 반드시 전문가의 처방이 있어야 한다. 각각 뛰어난 효능이 있는 약재라도 함께 끓이면 서로 충돌하여 예측할 수 없는 부작용이 발생할 수 있다. 또, 전문가의 처방을 받은 약재라도 3일 이상 두지 말고 조금씩 자주 끓여 마시는 것이 효과적이다.

우리의 청정 수돗물, 아리수

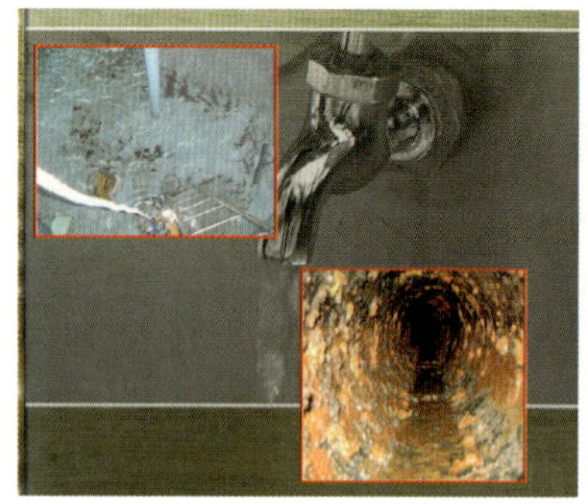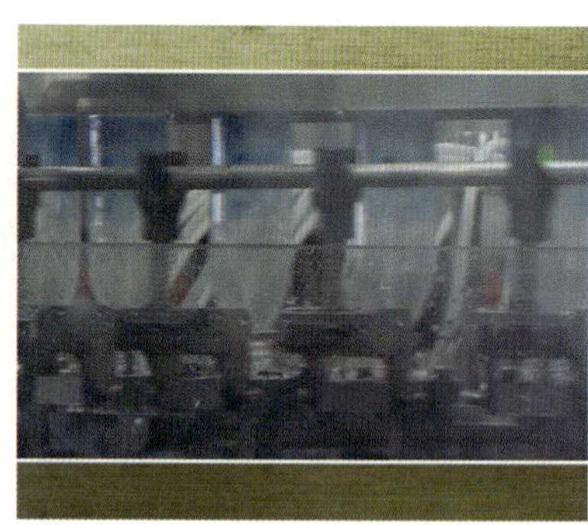

▶ 수돗물과 물탱크

잘만 마시면 보약이 되는 물, 그러면 우리가 흔히 접하는 수돗물은 마시기에 적합한 물일까?

우리나라의 수돗물은 대체로 깨끗하다. 다만, 아파트에서 사용하는 물탱크의 위생 상태에 따라 균에 노출될 수도 있으니 주의해야 한다. 여름철에는 미생물 번식을 막기 위해 수돗물에 염소를 투여하는 경우도 있다. 염소는 농가에서 농약과 만나면 '트라이할로메탄'이라는 발암물질을 생성할 수 있지만, 이러한 발암물질은 끓이는 순간 사라지므로 걱정하지 않아도 된다. 그러니 여름철 수돗물은 반드시 끓여 마시도록 하자.

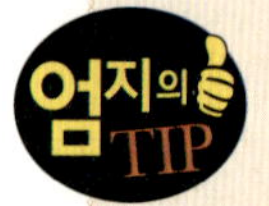

물을 끓이면 미네랄이 사라질까?

아무리 오래 끓여도 미네랄은 사라지지 않는다. 물이 수백℃까지 오르지 않으면 미네랄과는 상관이 없다. 끓여서 사라지는 용존산소량이 걱정된다면, 물을 끓인 뒤 저어주거나 낮은 온도에 두면 산소량을 늘릴 수 있다.

돈 주고 사 마시는 물, 생수

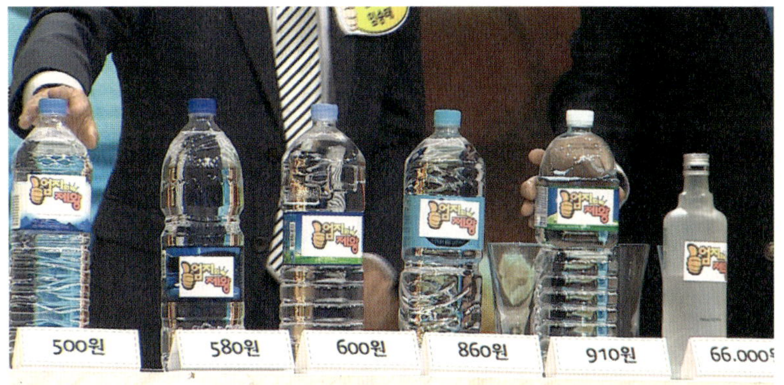

▶ 다양한 가격의 시판 생수들

우리나라에서 생수를 판매하기 시작한 것은 1988년 서울올림픽 때다. 올림픽 기간 중 외국 선수들이 국내 수돗물을 의심할 수 있다고 판단하여 생수 판매를 허용하였다. 그러다 올림픽이 끝나자 물을 돈 주고 사 마신다는 것에 대한 사회적인 반감을 우려해 판매가 금지되다가, 1994년 이후 생수가 판매되기 시작하였다.

값비싼 생수가 효능이 뛰어나다?

시판되고 있는 생수의 가격과 종류는 매우 다양하다. 가장 저렴한 국내산 생수는 500원(2L)이고, 수입산 생수는 6만 6천 원(750ml)까지 하는 것도 있다. 그 차이가 무려 330배에 달한다. 이 엄청난 가격 차이를 가진 두 생수 사이에는 어떤 차이가 있을까?

고가의 생수는 캐나다 동쪽 북극의 빙하를 녹여 만든 빙산수로, 6~8월에만 얻을 수 있다. 희소가치 때문에 높은 가격이 책정되는 것이다. 사실, 생수가 좋은 점은 각종 미네랄이 들어 있다는 것이다. 이런 고가의 수입 생수는 여러 미네랄 성분이 더 많이 들어 있는 것은 맞다. 하지만, 가격 차이만큼 몇백 배로 더 많이 들어 있는 것은 아니다. 게다가 대부분 배로 수입이 되기 때문에 생산된 지 몇 달이 지나서야 소비자들이 마실 수 있다.

그렇기 때문에 미네랄을 고려한다며 비싼 돈을 주고 수입 생수를 사 마시기보다는, 국산 생수를 마시고 멸치 한 마리를 먹으면, 똑같은 영양적 가치가 있다고 생각하면 되겠다.

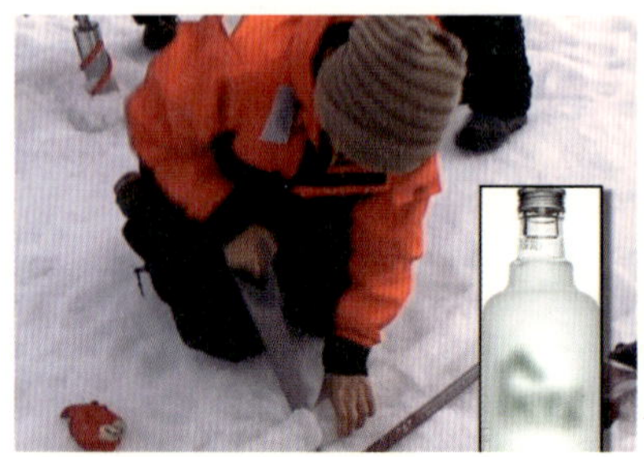

▶ 빙하를 채취해 만든 고가의 수입 생수

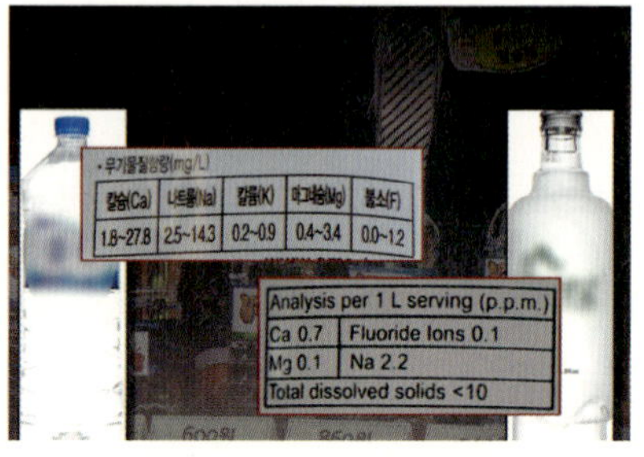

▶ 국내산 생수(좌)와 수입산 생수(우)의 성분 함량 비교

국내산 생수, 왜 가격 차이가 날까?

국산 생수도 제품마다 가격 차이가 있다. 현재 시판되는 제품 중 가장 비싼 것이 500ml에 약 900원으로, 최저가 생수와 2배 가까이 차이가 난다. 제품 광고를 보면 각자 주장하는 바가 다르다. 지하암반수, 제주도 물, 백두산 물 등 생수를 만드는 곳이 다르다고 한다.

국내법으로는 먹는 샘물(생수)은 암반지하수만 사용할 수 있다. 암반지하수는 빗물이 땅으로 흘러 들어가면서 토양이나 암반에 있는 미네랄을 녹이면서 정화와 여과가 된다. 이 물을 우리가 마시게 되는 것이다. 일반적으로 깨끗하고 좋은 물이다.

생수회사는 모두 그 물을 뽑아서 제품을 만들고 있다. 물론 미네랄 함량에 대한 차이가 약간 있을 수 있지만, 환경처에서 조사하기 때문에 결국 신선도나 미네랄 함량 등은 모두 비슷하다. 즉, 저가의 생수라고 해서 나쁘고 고가라고 해서 좋은 것은 아니라는 뜻이다. 결국 가격 차이는 브랜드 차이라고 할 수 있다.

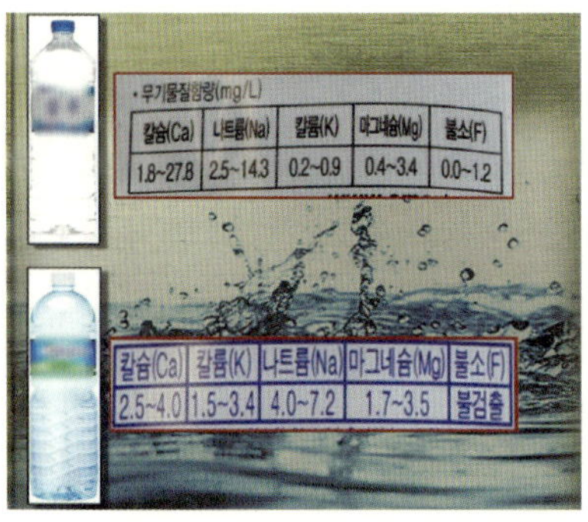

▶ 가격 차이가 나는 국내산 생수 간의 성분 함량 비교

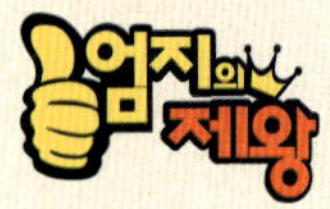

Q1 비싼 생수는 다른 맛이 날까?

미네랄 함량에 따라 다르다.

물맛을 결정짓는 요인은 다양한 종류의 미네랄이 얼마나 많은 종류가 들어 있는지, 그리고 얼마나 골고루 들어 있는지가 좌우한다. 즉, 다음의 3가지 요인이 물맛을 결정짓는다.

1. 미네랄 함량, 2. 물의 온도, 3. 용존산소량

Q2 미네랄이 많다면 무조건 좋은 물일까?

아니다.

국내에서 시판되는 유명한 프랑스 생수에는 미네랄이 많지만, 프랑스의 지형 자체가 마그네슘과 칼슘이 많은 곳이기 때문에 그런 것이다. 오히려 한국인의 체질에는 맞지 않을 수 있다.

병 고치는 물
vs 병 만드는 물

병 고치는 물, 약수?

과거부터 우리나라 사람들은 물에 대해 특별한 관심이 있었다. 병을 고치는 효능이 있다고 해서 물을 '약수(藥水)'라고 불렀다. 하지만 약수는 가난하고 못 먹고 살던 시절에 칼슘을 보충해준다고 해서 부른 이름이다. 지금은 약수를 통해 따로 보충해야 하는 영양분은 그리 많지 않기 때문에 마셔도 큰 효과를 기대하기는 힘들다.

약수의 근원은 사실 빗물이다. 바위틈에 스며든 빗물에 광물질이 녹아 만들어진 물이 약수인 셈이다. 또 암반을 통해 여과되기 때문에 몸에 좋은 미네랄이 풍부하다. 하지만 약수가 자연적으로 만들어져서 사람이 마시게 되기까지, 야생동물의 배설물이나 낙엽 등 주변 환경에 의해 쉽

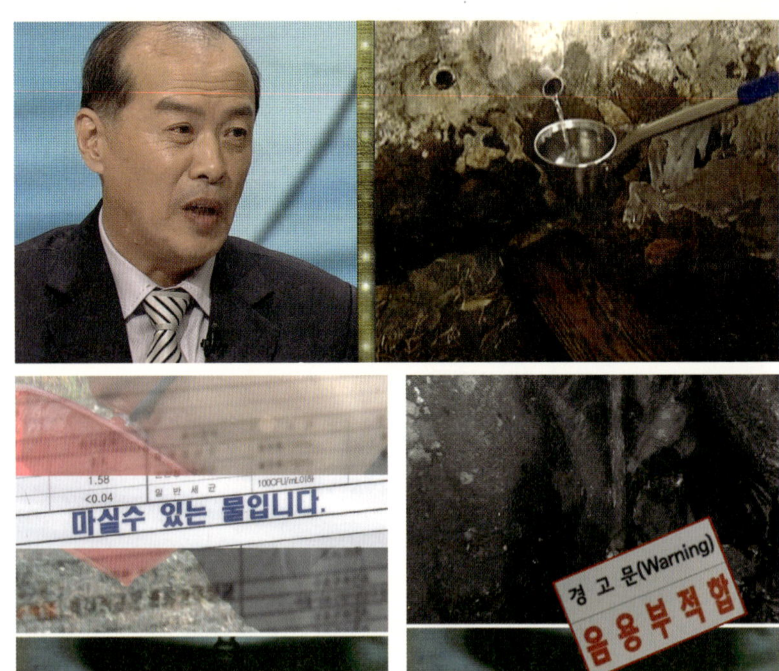

▶ 약수터의 약수는 음용수뿐 아니라 음용 불가한 약수도 있다.

게 오염될 수 있기 때문에 음용에 부적합한 약수도 있음을 알아야 한다.

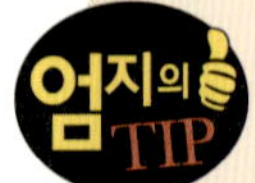

약수는 어떻게 구분할 수 있을까?

자연의 물은 풍수기와 갈수기로 나뉠 수 있다. 여름은 비도 많이 오고 물이 많은 시기로 풍수기이고, 겨울은 물이 부족한 갈수기다. 약수를 받다 보면 여름에는 물이 잘 나왔는데 겨울에는 잘 안 나오는 곳이 있다. 이런 곳은 계절이나 주변의 영향을 많이 받는 곳이므로 이곳의 약수는 위험한 약수라고 할 수 있다. 반면, 사시사철 꾸준히 일정한 양의 약수를 볼 수 있는 곳이라면 주변의 영향을 받지 않는다는 뜻이니 안심하고 마실 수 있는 약수로 구분할 수 있겠다.

약수를 건강하게 마시는 법은 따로 있다

아직도 많은 사람들이 약수를 물통에 담아 집으로 가져간다. 여기서 물통의 상태도 중요하다. 아무리 좋은 약수라도 약수터에서 한 컵씩 마시는 것이 좋다. 약수를 통에 담아두고 매일 마신다면, 이동 과정에서 오염될 확률이 높고, 매일매일 물 상태가 어떻게 변하는지 알 수가 없기 때문에 약수는 약수터에서 한 바가지 정도 마시는 것이 낫다.

물론, 유명 약수터의 물을 분석해보면 실제로 건강에 좋은 약수들도 많다. 예를 들면 설악산의 오색약수가 유명한데, 이는 주변 지층의 철분 함량이 높아 붉은색을 띠고, 탄산 맛이 나서 건강에 좋다고 알려져 있다.

하지만 이를 오래 복용하는 것은 건강에 긍정적인 영향만을 끼치지는 않으므로 전문가와 상담하는 것이 중요하다. 독일에도 유명한 약수가 있는데, 의료용 광천수로 알려져 있는 노르데나우(Nordenauer) 샘물이다. 실제 환자를 치료하고 있는 물로, 공식적으로 백혈병을 치료했다

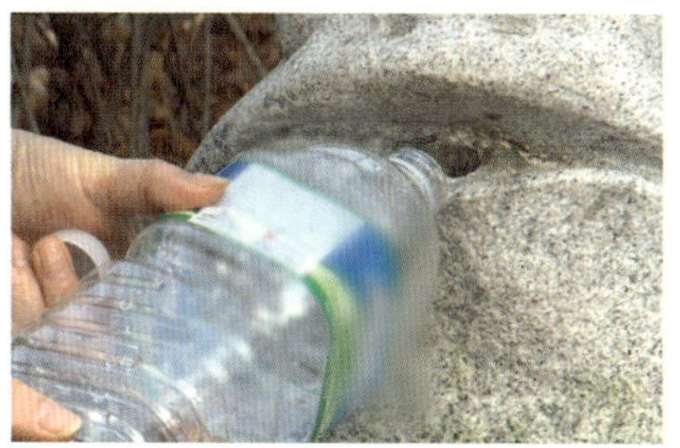

▶ 약수를 담는 통이 약수를 변질시킬 수 있다.

는 임상결과들이 존재한다.

생수, 잘못 보관하면 독 된다?

아무리 좋은 생수라도 담겨져 있는 페트병의 보관 상태에 따라 유해 물질이 발생할 수 있다. 페트병에 물을 보관할 때는 절대 따뜻한 곳에 두지 말아야 한다.

특히, 마시던 생수병을 차에 두고 다음 날 다시 마시는 경우가 있는데, 차의 온도 변화에 따라 생수병에 환경독소가 생성될 수 있기 때문에 차에 두었던 페트병의 물은 마시지 않는 것이 좋다. 또한 페트병을 세척하지 않고 반복해서 사용하는 경우가 있는데, 입을 대고 마시는 생수병의 경우 미생물이 번식하기 쉬우므로 건강을 위해 재사용하지 않는 것이 좋다.

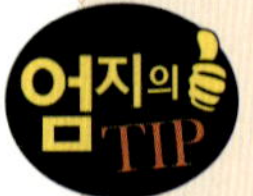

물 보관 용기로 적당한 재질은?

가장 안전한 것은 유리 재질이다. 살균을 잘 한다면 보온병도 괜찮다.

다량 구입한 페트병 생수, 어디에 보관해야 할까?

쉽게 생각하면 냉장고 온도, 즉 4℃ 정도가 가장 좋다. 겨울에는 난방이 들어오지 않는 베란다에 두면 된다. 단, 직사광선이 닿지 않는 곳에 보관한다. 그리고 개봉한 생수는 바로 마시고, 남은 것은 유리병에 옮겨 담아 냉장 보관해야 한다. 개봉하고 이틀이 지나면 세균이 증식하기 시작한다. 이 경우엔 끓여 마셔야 안전하다.

나무가 주는 물, 수액(樹液)

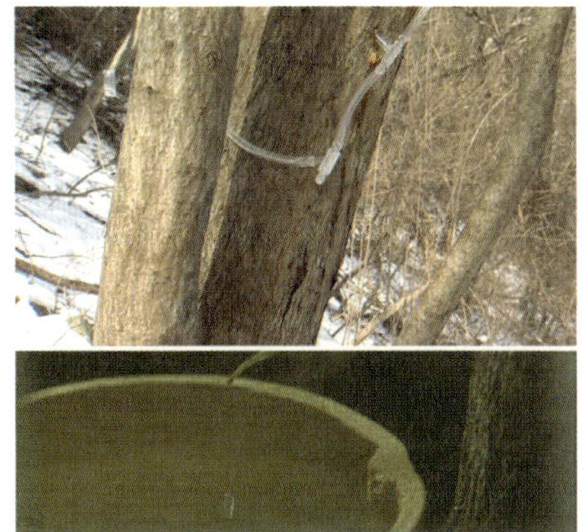

▶ 수액을 채취하는 모습

몸에 좋다는 고로쇠 물, 자작나무 수액 등은 어떨까? 고로쇠 물은 나무가 땅속의 물을 한 번 더 걸러서 정화된 물이다. 그리고 나무의 수액에는 미네랄이 풍부하다. 즉, 나무를 통해 자연적으로 여과된 물이기에 건강에 좋을 수 있다.

하지만, 단점은 유통기한이 짧다는 것이다. 또한, 이를 채취하는 과정이나 유통되는 과정에서 위생상의 문제가 생길 수 있기 때문에 전문가들은 적극 권장하지는 않는다. 각종 유해균에 노출되기도 쉬우니 구매를 원한다면 반드시 믿을 수 있는 곳을 찾아야 한다.

건강하고 맛있는
약수 비법

가족 건강을 위한 물을 준비한다면, 어떤 물을 마시면 좋을까? 우리

조상들의 지혜에서 답을 찾는다면 물을 끓일 때 보리, 현미 등을 넣어

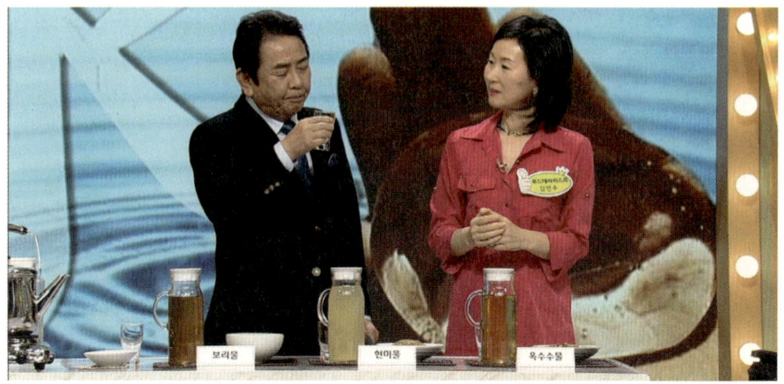

▶ 몸에 좋은 보리물, 현미물, 옥수수물

끓인 곡물차가 정답이다. 물에 보리, 옥수수를 넣어 끓이면 곡류 속 미네랄이 물로 이동하기 때문에 건강에 좋은 약물이 될 수 있다.

보리차 & 옥수수차

옛날에는 집에서 마시는 물은 대부분이 보리차였는데, 생수가 당연해진 요즘은 보리차를 맛보기가 쉽지 않다. 보리차는 소화를 돕고 갈증 해소에 좋다. 변비에도 효과적이며 아무리 많이 마셔도 부작용이 없는 물이 보리차다.

보리차를 맛있고 건강하게 끓이기 위한 가장 중요한 노하우는 한 번 끓이는 물의 용량에 있다. 우선 3L를 넘지 않는 주전자를 준비하자. 4인 가족이면 3L 주전자가 한 번 끓이는 용량으로 적당하다. 많이 끓여서 오래 마시는 것은 무엇이든 건강에 좋지 않다.

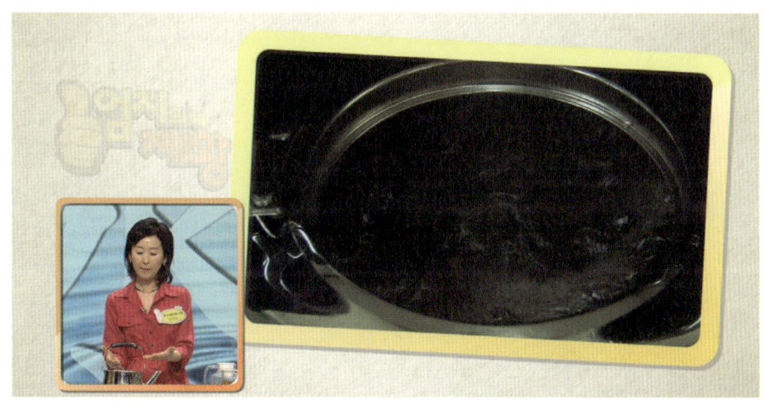

▶ 3L 주전자에 보리차를 끓이는 모습

그리고 차를 끓이기 전에 준비해야 할 것이 있다. 보리, 옥수수, 현미 같은 곡물차는 살짝 타도록 볶은 뒤 쓰는데, 그 이유는 활성탄소가 불순물을 제거하듯 탄 성분이 물속의 유해성분을 흡착하기 때문이다.

[보리차 맛있게 끓이는 법]

1. 물 3L를 팔팔 끓인다.

2. 물이 팔팔 끓을 때 뚜껑을 열어 5분 정도 더 끓인다. 이는 수돗물의 염소성분을 없애기 위함이다.

3. 보리 40g(여자 손으로 두 줌 정도)을 넣고 10분 정도 끓인다.

4. 불을 끄고 보리를 건지지 않은 상태에서 10분 정도 그냥 두면 보리의 구수한 성분들이 나온다.

5. 보리를 건져내고 유리병에 담아 보관한다.

*옥수수차도 보리차와 같은 방법으로 끓이면 된다.

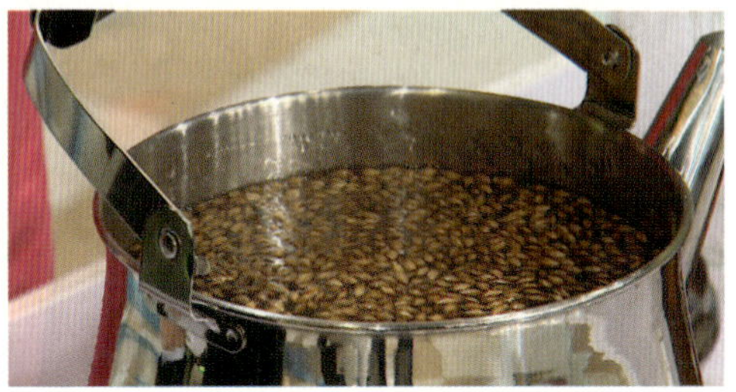

▶ 끓인 뒤 보리가 있는 상태로 10분 정도 둔다.

구기자차

구기자는 활성산소 배출을 돕는 항산화식품으로 노화 방지에 탁월하며, 중년 이후 몸속에 부족하기 쉬운 음기를 보충해준다. 또, 체내 림프액이나 체액을 증가시켜 두뇌활동을 촉진시킨다. 이에 치매를 예방하고 집중력 향상에도 좋다.

다만, 구기자차는 보리차보다 맛이 강해서 물처럼 마시게 되지는 않는다. 그러므로 2L 주전자를 이용하면 좋다. 처음부터 용량을 잘 정하는 것이 건강한 물을 마실 수 있는 첫 번째 노하우다. 방법은 보리차 끓이는 것과 같다. 이때 구기자의 양이 다른데, 보리의 반 정도를 넣으면 된다. 보리차를 끓일 때 한 주먹을 넣었다면, 구기자차는 반 주먹만 넣으면 된다.

현미차

현미차는 특히 면역력 향상에 좋다. 현미의 쌀눈에는 각종 비타민류, 양질의 단백질과 지방, 칼슘, 마그네슘, 칼륨, 철분, 아연 등 다양한 영양분이 풍부하게 함유되어 있다. 자율신경과 고혈압 치료에 좋은 감마오리자놀 성분도 다량 들어 있어 면역력을 향상시킨다.

[현미차 맛있게 끓이는 법]

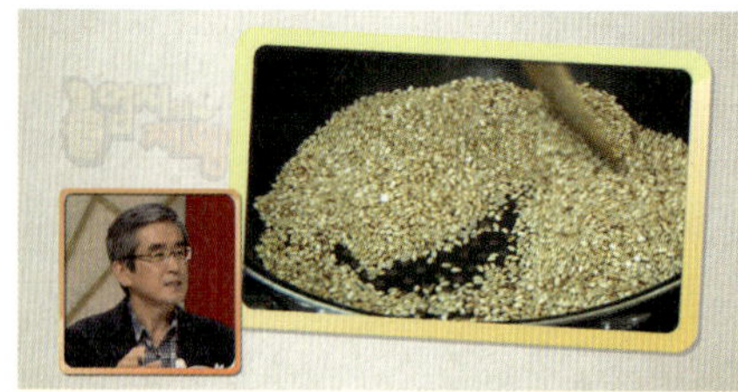

▶ 현미를 볶는다.

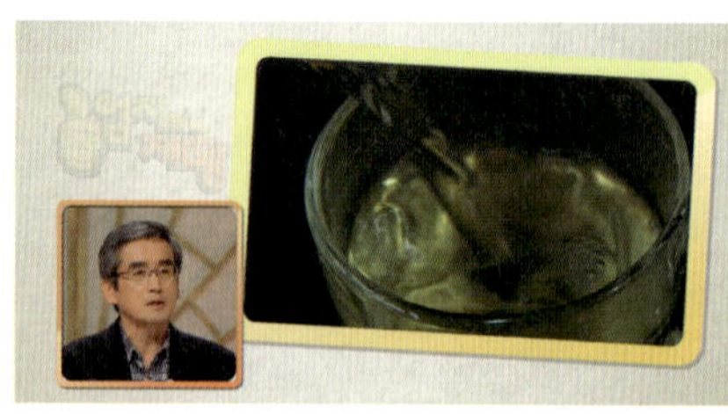

▶ 현미 넣은 컵에
뜨거운 물을 붓는다.

1. 현미는 갈색이 나도록 살짝 볶아둔다.

2. 마실 때마다 컵에 볶은 현미를 넣고 뜨거운 물을 붓는다.

3. 색이 우러나도록 살살 저어 마신다.

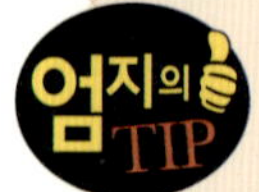

유기농 현미가 더 좋을까?

큰 차이가 없다. 어떤 현미라도 물에 잠깐 담갔다가 맑은 물이 나도록 씻고 잘 말려서 사용하면 된다.

뜨겁게 마시는 게 좋을까, 식혀 마시는 게 좋을까?

물과 차는 너무 뜨겁게 해서 호호 불며 마시면 식도에 좋지 않다. 뜨거운 물을 마시면 덥혀진 몸을 식히기 위해 내부로부터 발한작용이 일어나는데, 이 과정에서 피부의 모공을 통해 수분이 배출된다.

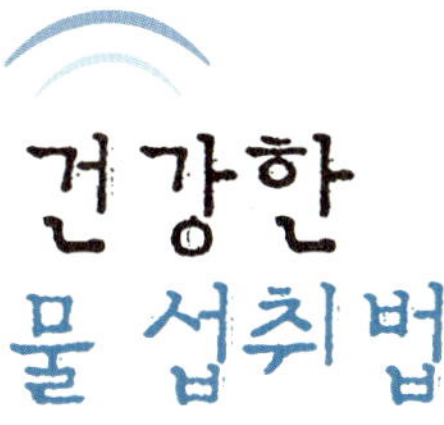

HOW MUCH 얼마나 마셔야 할까?

마셔야 하는 물의 양에 대해서 의견이 분분하다. 보통 성인의 경우 하루 얼마, 어린이는 얼마, 이렇게 이야기하는 경우가 많은데, 개인별로 차이가 있다. 가장 쉬운 방법은 자신의 몸무게에 맞춰 마시는 것이다. 일반적으로 몸무게 1kg에 30ml로 계산하면 쉽다. 즉, 나의 몸무게가 50kg이라고 하면 1.5L, 60kg이라고 하면 1.8L, 70kg이라고 하면 2.1L를 하루 6~8회에 나눠 마시면 된다.

이때 유의할 점은, 체질에 따라 땀을 많이 흘리는 사람은 조금 더 마시고, 그렇지 않으면 덜 마시면 된다는 점이다. 개인차가 있으니 수치는 참고만 하면 된다. 다만, 물을 마시고 싶다는 느낌의 갈증이 느껴질

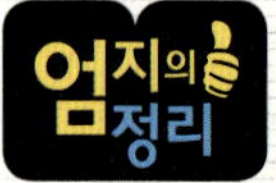

자신의 몸무게(kg) × 30ml = 1일 수분 섭취 권장량
50kg일 때, 1.5L
60kg일 때, 1.8L
70kg일 때, 2.1L

때는 이미 탈수가 와버린 것이므로, 이런 갈증을 느끼기 전에 규칙적으로 물 마시는 습관을 갖는 것이 중요하다.

WHEN 언제 마셔야 할까?

이 많은 물을 언제 마셔야 할까 고민할 필요는 없다. 하루에 물 1컵(200~300ml)씩 6~8회로 나눠 마시면 쉽다. 하루 세끼를 먹는다고 하면, 밥 먹기 전 30분과 식후 2시간 뒤에 1잔씩 마시면 6잔, 여기에 아침에 일어나서 1잔, 자기 전에 1잔이면 총 8잔을 마시게 된다. 1컵씩 8번을 마시면 하루에 마셔야 할 물을 모두 마시는 셈이니 부담스럽지 않게 규칙적으로 6~8잔을 마시게 된다.

특히 기상 직후 마시는 물 1잔은 보약이다. 사람은 하루의 약 3분의 1 시간 동안 잠을 자는데, 자는 동안 땀과 호흡을 통해 수분의 배출이 계속 이루어진다. 그렇기 때문에 자기 전에 물을 마시고, 깨어난 후에 물

하루 8잔, 건강한 물 마시기 습관

1. 기상 후 1잔 : 장 활동에 도움
2. 식사 전 30분 1잔
3. 식사 후 2시간 1잔 : 음식 소화에 도움을 주고 췌장의 중화작용을 돕는다.

을 마셔야 한다. 또한, 기상 시에는 교감신경이 우위에 있게 되어 위장 활동을 억제하는데, 이때 물을 마심으로써 위장을 자극하고 운동을 하게 한다.

물의 온도는 계절과 관계없이 체온과 비슷한 온도의 물이 가장 좋다. 단, 암환자는 체온 유지가 중요하기 때문에 따뜻한 물을 마시는 것이 좋다.

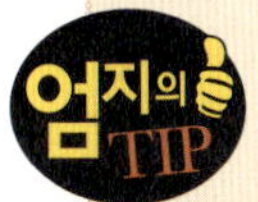

술을 마신 후 찬물을 마셔도 될까?

대부분의 사람들이 술을 마신 후 속이 답답하다고 찬물을 마시는데, 이것은 위험한 선택이다. 술을 마시면 간이 열을 받은 상태인데, 여기에 찬물을 마시면 간이 굳어버리기 때문이다.

겨울철에 물을 더 많이 마셔야 한다?

여름에는 주로 땀으로 수분이 배출되고, 겨울에는 공기가 건조해서 호흡을 통해 많은 수분이 배출된다. 그렇기 때문에 여름엔 갈증을 느껴 물을 자주 마시게 되지만, 겨울에는 갈증이 느껴지지 않아 물을 마시지 않는 경우가 많다. 하지만, 겨울철에 물을 많이 마시지 않으면 혈액이 끈적끈적해져 혈관계 질환에 걸릴 수 있다.

좋다고 해서 너무 많이 마시면 안 된다

건강을 위해 물을 마시는 습관은 중요하다. 하지만, 모든 것이 넘치면 병이 되는 법. 적당한 선을 지키는 것도 중요하다.

2007년 1월, 미국 캘리포니아주 세크라멘토의 한 라디오 방송 토크프로그램에서 '화장실에 가지 않고 얼마만큼 물을 마실 수 있나?' 콘테스트가 있었는데, 3명의 자녀를 둔 28세 여성이 약 6.5L를 마셔 우승을 하였다. 그런데 그녀는 그날 오후 자택에서 사망하였다. 사망 원인은 과다한 물 섭취로 인한 나트륨 저하, 즉 물 중독으로 판명된 사례가 있었다.

실제로 이렇게 중독 상태에 이르도록 마시는 경우는 없겠지만, 과다한 물 섭취는 주의해야 한다.

물 중독증을 해결하기 위해서는 소금을 반 티스푼 정도 섭취하면 된다. 이것만으로도 나트륨 저하를 막을 수 있다.

또, 특정 질환에 따라 물의 양을 조절해야 하는 경우도 있다. 간경화, 신부전증 환자는 수분 배출이 원활하지 않기 때문에 무작정 물을 많이 마시는 것은 위험하다. 간경화를 앓고 있는 경우에는 복수가 찰 수 있으며, 신부전증이 있는 경우에는 과다한 물 섭취로 호흡곤란이 올 수 있다. 반드시 전문의와 상의하고 물의 양을 조절해야 한다.

〈엄지의 제왕〉은 피부 건성, 불면증, 부종, 편두통, 비염 등 원인을 알 수 없는 다양한 건강상의 문제를 가진 3인의 참가자들과 '생명을 지키는 물 프로젝트'를 진행하였다. 3인의 증상은 모두 다르지만, 한 가지 공통점은 물을 마시지 않고 있었다는 점이다. 그래서 체질에 맞춰 필요한 물의 양을 다르게 처방하는 '맞춤형 물 프로젝트'를 시작하고 한 달 동안 매일 정해진 물을 마시도록 하였더니 놀라운 결과를 얻을 수 있었다.

우선, 채혈을 통해 콜레스테롤과 중성지방 수치를 검사해보았다. 물을 마시는 것만으로도 세 참가자 모두 감소된 수치를 보여, 건강해진 혈액의 상태를 확인할 수 있었다. 구체적으로 어떤 증상이 어떻게 호전되었는지 자세히 알아보도록 하자.

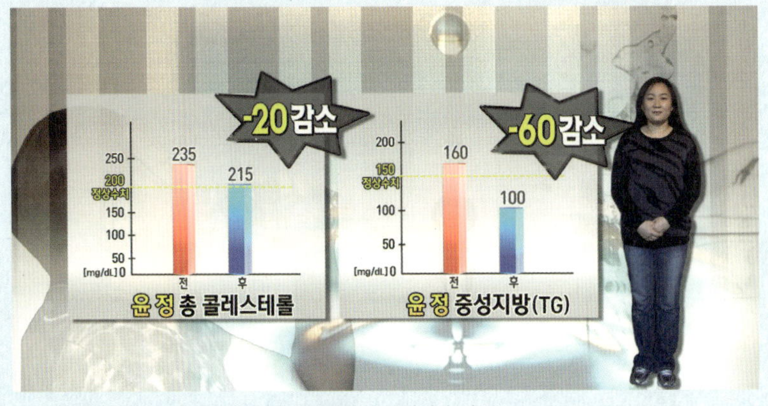

▶ 윤정 참가자의 프로젝트 전후 콜레스테롤과 중성지방 비교

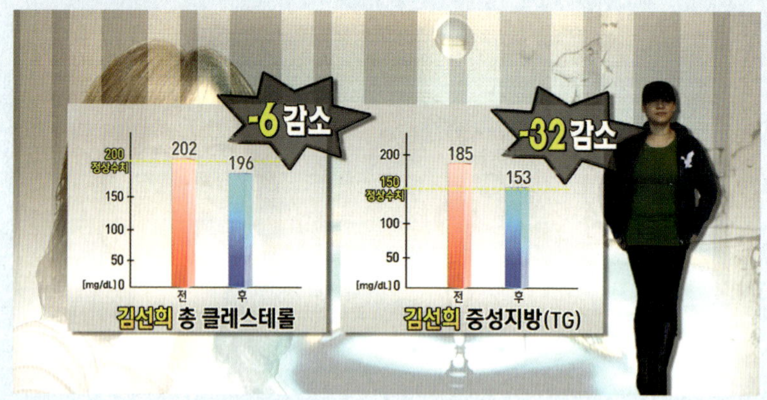

▶ 김선희 참가자의 프로젝트 전후 콜레스테롤과 중성지방 비교

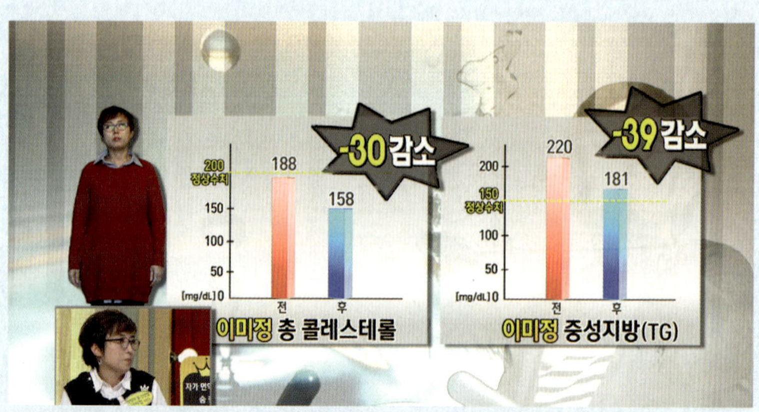

▶ 이미정 참가자의 프로젝트 전후 콜레스테롤과 중성지방 비교

갱년기 증상과 피부묘기증이 사라지다

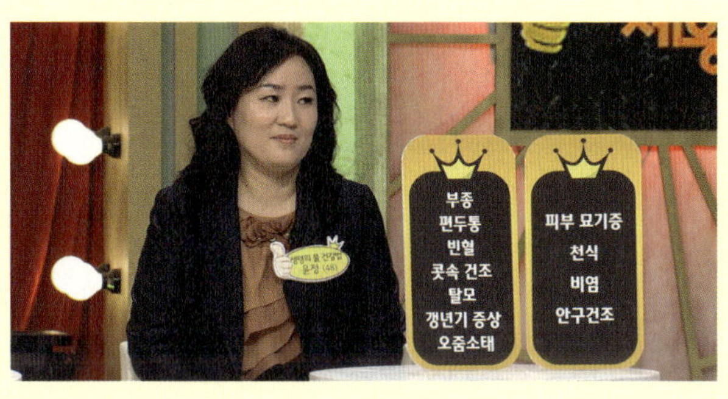

윤정(48세) 참가자는 물에서 냄새가 나서 마시지 않는 편이라고 하였다. 물 대신 커피를 하루에 5잔 정도 마시면서 수분 섭취를 하고 있다고 여겼다고 한다.

"생수, 수돗물 냄새를 싫어했거든요. 물 대신 믹스커피를 하루에 꾸준히 3~5잔 마셨어요. 20대엔 하루 20~30잔도 마셨지요. 이상하게 갈증을 전혀 못 느꼈어요. 그래서 물이 필요하다고 생각하지 못했죠."

윤정 참가자는 만성 탈수로 인한 증상이라는 진단을 받고 한 달 동안 하루 1.9L의 물을 여러 번에 나눠 마셨다. 커피 등의 음료는 모두 끊

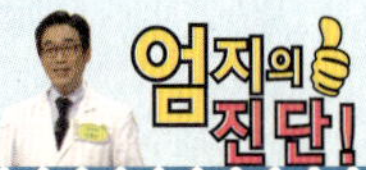

신동진 한의사님_ 경희대학교 한의학 학사, CHA의과학대학교 대학원 대체의학 석사, 약연재 한의원 원장, CHA의과학대학교 대체의학연구소 객원연구원

└ 만성 탈수다!

머리부터 발끝까지, 내장부터 피부까지 수분이 부족해진 상태다. 그래서 머리부터 발끝까지 이상 증상이 나타난 것이다. 매일 1.9L의 물을 마셔보도록 한다.

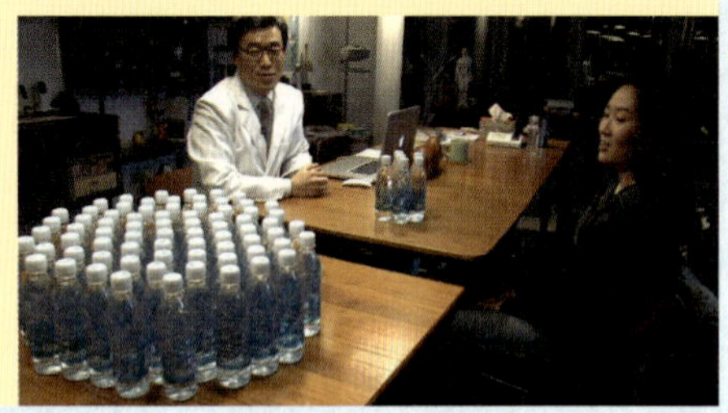

고 오로지 물만 섭취하였다.

"콧속이 건조해서 항상 막혀 있고, 피가 나기도 했어요. 늘 재채기를 했지요. 그런데 지금은 전혀 마르지 않고 콧속이 촉촉해요. 물론 재채기도 안 하고요. 전엔 항상 식염수로 비강 세척을 하고 연고를 바르고 해도 증상이 호전되지 않았는데, 물 프로젝트 후 가습기 사용을 중단할 정도로 좋아졌어요."

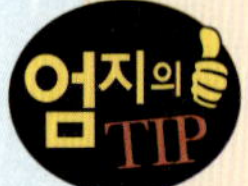

콧속이 건조한 증상은 실내 공기가 건조해서 생기는 문제 아닐까?

일반적인 콧속 건조 증상은 열이 나듯이 화끈거리고 재채기가 나며, 콧속에서 출혈이 있기도 하다. 이러한 증상은 몸속 수분이 충분하면 실내가 약간 건조해도 버틸 수 있다. 그렇기 때문에 가습기를 사용하는 것보다 물 1잔을 직접 마셔서 몸속 수분을 보충시켜주는 것이 더 효과적이다.

또한, 윤정 참가자는 갱년기 증상으로 심장이 두근거리고, 가슴이 답답하고, 한숨이 잦고, 손발이 저리고 쥐가 나는 증상이 있었으며, 재채기를 하다가 소변이 배출되기도 하였다. 하지만 프로젝트 후에 모든 증상이 사라졌다고 한다.

전문가들은 요실금도 체내 수분 부족으로 인해 방광근육이 약화되었기 때문에 나타나는 증상이라고 한다. 호르몬 부족 역시 건조 증상을 동반하기 때문에, 수분이 보충되면 갱년기 증상에도 효과가 있다는 뜻이다.

"보통 민감성 피부라고 말하는데, 알고 보니 피부묘기증이었어요. 작은 자극에도 피부가 부풀어 오르고 통증을 동반했죠. 밴드스타킹이나 청바지를 입지 못할 정도였어요. 딱히 약이나 치료 방법이 없었는

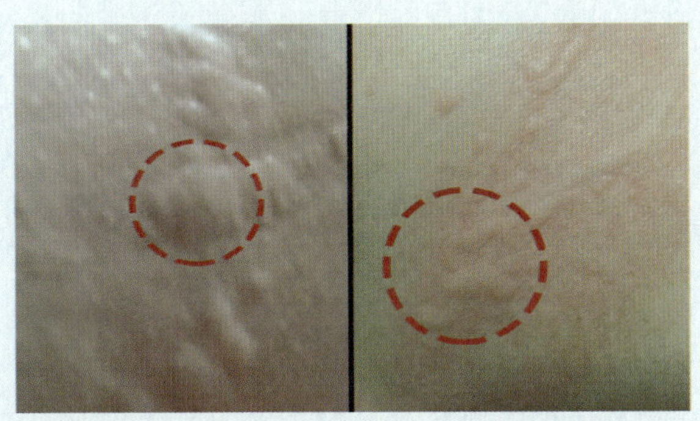

▶ 피부묘기증

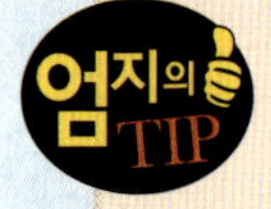

아토피와 물이 관계가 있을까?

아토피는 유해물질에 대한 우리 몸의 거부반응을 말한다. 아이들의 면역력이 증강되면서 아토피는 개선될 수 있다. 면역력을 키우기 위해 적절한 물 섭취는 무엇보다 중요하다.

데, 물을 마신 후 10일 정도 뒤에 가려움증이 사라지고 지금은 불편 없이 청바지를 입을 수 있어요.”

다음의 체크리스트를 보고 해당하는 항목에 표시해보자.

☐ 기상 후 갈증을 느낀다.
☐ 소변의 색이 노랗게 나오기 시작한다.
☐ 매사에 쉽게 짜증이 난다.
☐ 피로가 쌓인다.
☐ 꿈을 많이 꾼다.

→ 이런 증상이 나타나면 당신도 만성 탈수, 수분 부족을 의심해야 한다!

건선과 불면증이 완화되다

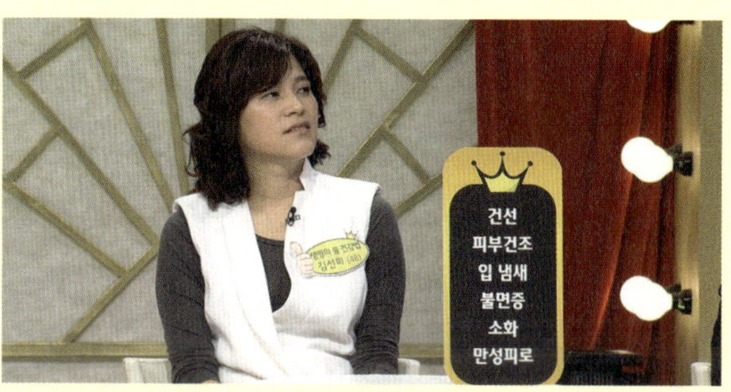

　김선희(48세) 참가자는 손발이 건조하고 건선, 불면증, 만성 피로, 잦은 한숨과 하품, 뼈마디가 아프고 담이 잘 드는 증상을 가지고 있었다.

　"물은 거의 안 마셨어요. 물 대신 커피 2~3잔이나 음료수를 마셨죠. 전 정수기 물을 못 믿겠더라고요. 그래서 밖에서는 전혀 물을 마시지 않았어요. 그전엔 피부가 건조해서 사람들과 악수를 못 할 정도로 정전기가 심했어요. 또 잠을 깊게 자지 못해 하루에 3시간 정도 자는데, 그래서 늘 피곤하고 아침에 일어나기가 힘들었어요."

　프로젝트 참가 후, 김선희 참가자는 피부에서 눈에 띄는 효과를 얻

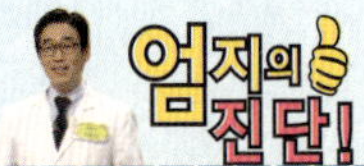

└ 만성 탈수다!

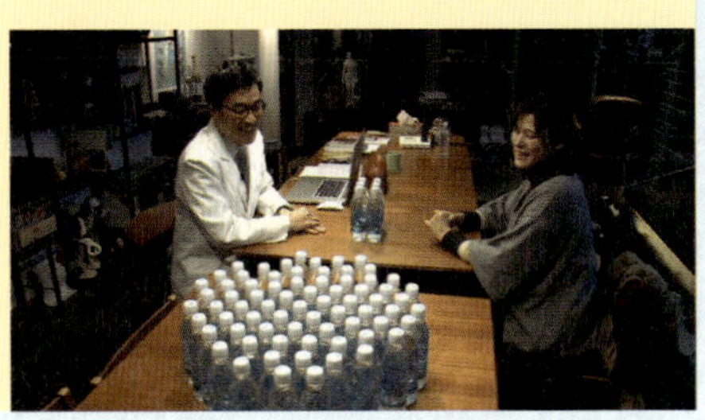

만성 탈수의 대표적인 증상 중 하나가 불면증이다. 물 마시는 습관으로 다른 증상도 호전될 수 있다. 매일 1.2L의 물을 마셔보도록 한다.

었다. 환절기마다 찾아오는 가려움증인 건선으로 어디든 스치면 상처가 나거나 피가 나는 상태였는데 모두 사라졌으며, 정전기도 더 이상 나지 않는다고 한다.

"제가 찜질방에 가도 땀이 전혀 안 나는 체질인데, 물 프로젝트 2주 후 손에서 땀이 나서 신기했어요. 손이 늘 건조했는데, 손에서 땀이 나니 신기하더라고요."

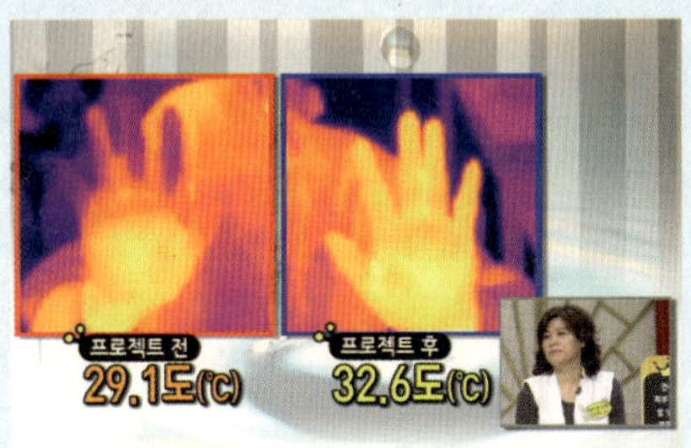

▶ 프로젝트 후 혈액순환이 잘돼 손에 땀이 나기 시작했다.

김선희 참가자는 물 프로젝트 후 손에 혈액순환이 잘되고 있음을 사진을 통해서도, 눈에 보이는 결과로도 확인할 수 있었다. 말초혈관에 혈액순환이 잘되면서 손에 땀이 나고 건조 증상이 완화된 것이다.

또한, 2~3시간이던 수면 시간이 물 프로젝트 시작 10일 정도 후에 6시간으로 늘어났고, 숙면을 취할 수 있었다. 심한 입냄새와 멀미와 같은 증상들도 프로젝트 참가 후에 모두 사라졌다.

루푸스 합병증과 만성 피로가 개선되다

이미정(45세) 참가자는 루푸스(자가면역질환, 전신 홍반성 낭창)를 앓고 있었다. 그리고 숨이 차고 관절통이 있으며, 수족냉증의 증상이 있었다. 갑상선 이상으로 만성 피로도 느끼고 있던 상태였다.

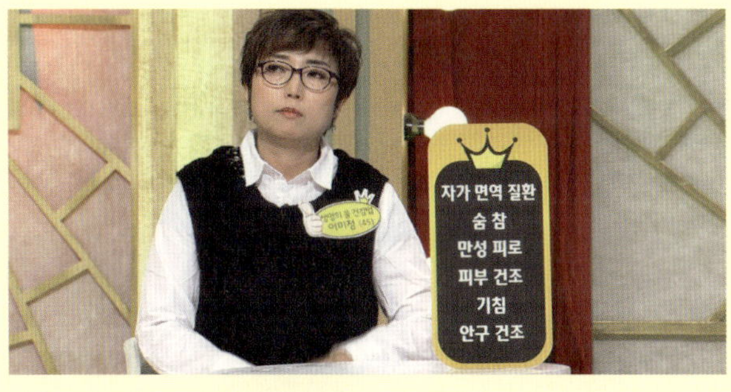

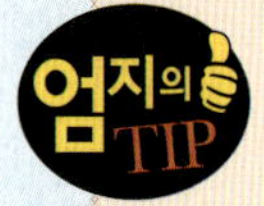

루푸스(자가면역질환, 전신 홍반성 낭창)란?

'희망전도사' 故 최윤희 씨가 고통을 참지 못하고 자살하게 만든 질병. 피부, 관절, 신장, 폐, 신경 등 전신에 염증반응이 일어나는 질환.

이미정 참가자는 둘째아이를 낳고 질병에 대해 알게 되었고, 지금은 16년째 병원에 다니며 치료를 받고 있다. 처음에는 증상이 관절로 나타난 다음, 신장, 갑상선, 폐로 이상 증세가 나타났다. 이미정 참가자의 대부분의 건강상 증상이 루푸스로 인한 합병증이다. 뼛속으로 피가 통하지 않아서 무혈성 골괴사가 일어나 뼈가 썩어, 양쪽 엉덩이와 어깨에 인공관절 삽입술을 했을 정도로 증상이 심각한 상태였다.

"우선 깊은 잠을 잘 수 없었어요. 마른기침 때문에 쉽게 잠을 이루지 못했죠. 불면증으로 인한 짜증감과 피로를 늘 느끼고 있었어요. 아침에 몸이 무겁고 피곤하고 늘어졌어요. 그런데 프로젝트 후에는 불면증도

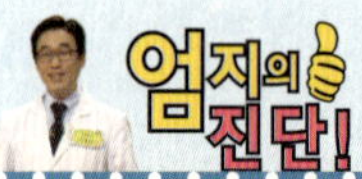

└ **아침저녁 약 먹을 때만 물을 마셔서는 안 된다.**
매일 1.1L의 물을 마셔보도록 한다.

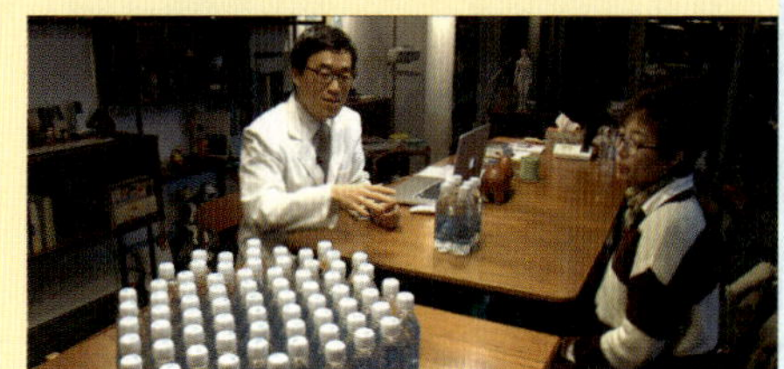

없어지고 자면서 기침도 안 해요. 일주일 후부터는 기침을 전혀 안 하고 2주일이 지나자 아침에 느끼는 피로감이 사라지고 하품이 사라졌어요. 또 머리가 가벼워지고 컨디션도 좋아졌고요. 그리고 무엇보다 예전에는 걷기만 해도 쉽게 숨이 찼는데, 이제 언덕을 올라도 숨이 차지 않을 정도로 건강해졌어요."

실제 정기검진을 통해 수치로도 그 효과가 증명되었다. 15년간 좋지 않던 상태로 유지되던 수치들이 굉장한 변화를 나타내기 시작한 것이다.

염증수치(ESR)가 절반 정도로 떨어졌고(93 → 47), 루푸스의 공격 상태를 평가하는 수치(Anti-ds-DNA) 역시 절반 가까이 떨어졌다(78 → 42).

프로젝트에 참여한 참가자들은, 하나같이 물의 효능에 대해 놀라워했다. 몸에 이상이 있는 것이 탈수 증상 때문이라고는 생각하지 못했다는 것이다. 그렇기 때문에, 몸이 예전 같지 않다면 제일 먼저 물을 잘 마시고 있나 확인해보라고 추천한다. 물 1잔 더 마시는 것이 가장 안전하고, 경제적이고, 확실한 건강법이기 때문이다.

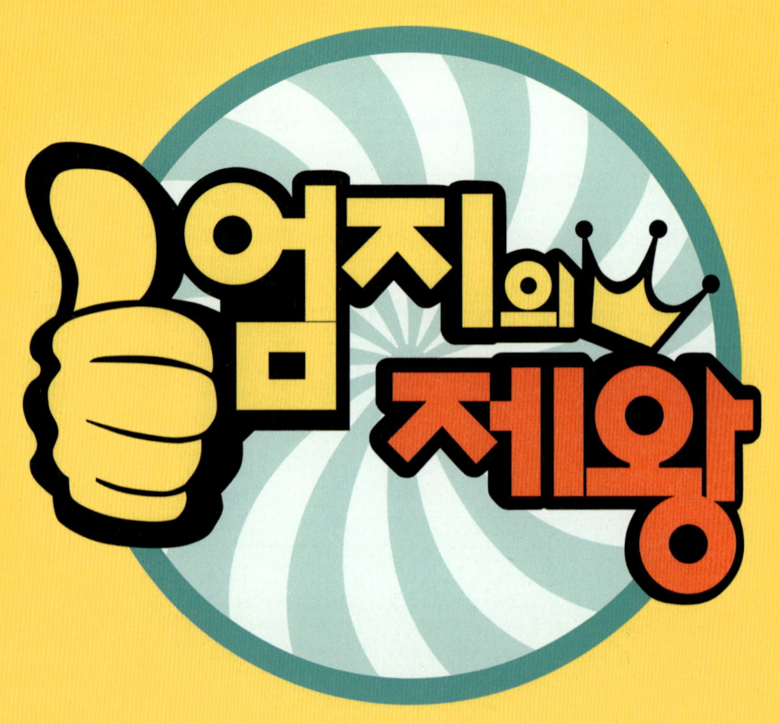
엄지의 제왕

04

장수의 열쇠,
발효음식

무병장수,
답은 발효에 있다?

가난했던 과거에는 배가 고팠기 때문에 위에 포만감만 주면 되는 식

생활이 중요했다. 하지만 웰빙시대라 일컬어지는 요즘, 포만감뿐 아니

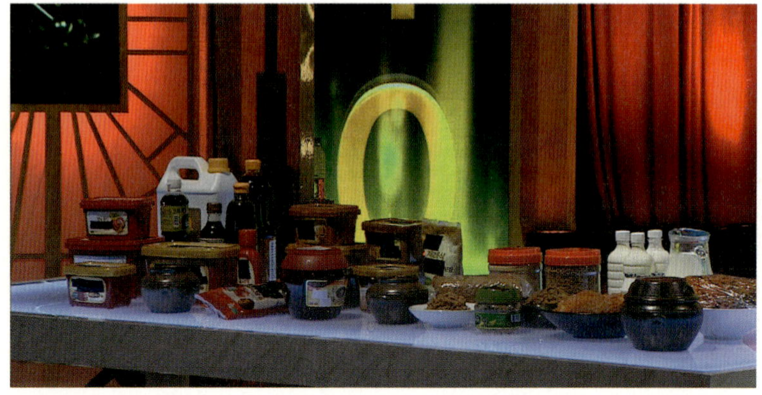

▶ 여러 종류의 발효음식들

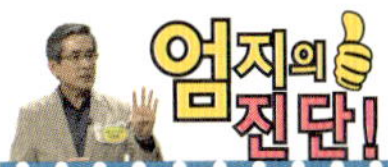

이계호 교수님_ 충남대학교 화학과 교수, 한국분석기술연구소 소장, '태초 먹거리 학교' 운영 중

┗, 발효음식이 답이다!

국민 3명 중 1명이 암에 걸리는 유병장수시대, 무병장수를 위해 발효음식을 먹어라!

라 얼마나 소화가 잘되고 영양분 흡수가 잘되느냐 하는 고민까지 하게 되었다. 즉, 음식의 질이 중요하게 되었다는 뜻이다. 어떤 음식을 먹어야 무병장수할 수 있는 걸까?

미국 건강전문 월간지인 〈헬스〉에서 세계 5대 건강식품을 선정했다. 스페인의 올리브오일, 그리스의 요구르트, 대한민국의 김치, 인도의 렌틸콩, 일본의 낫토. 이 5대 건강식품 중 3가지가 바로 발효식품이라는

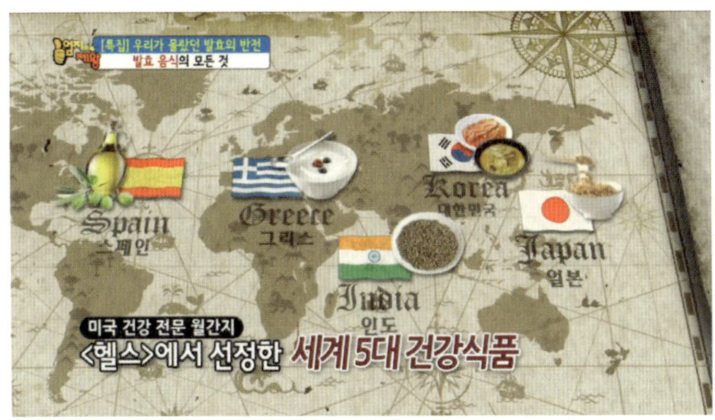

▶ 세계 5대 건강식품

것에 주목할 필요가 있다.

그리고 세계적인 장수 국가로 유명한 나라들의 공통점을 살펴보면 모두 전통적인 발효음식을 가지고 있다는 점도 중요하다. 우리나라 역시 뛰어난 발효음식을 가지고 있는데, 많은 사람들이 적절히 활용하고 제대로 섭취하는 법을 알지 못한다. 그렇다면, 우리 건강에 꼭 맞는 발효식품을 제대로 알아보도록 하자.

발효식품이
자연치유력을 높인다!

건강의 키워드는 면역력?

감기면 감기, 눈병이면 눈병, 어떤 바이러스가 유행을 하면 꼭 병에 걸리는 사람이 있다. 반면, 어떤 바이러스에도 괜찮은 사람이 있다. 그 차이는 뭘까?

병을 이기는 힘은 바로 내 몸 안에 있다고 한다. 병에 걸리지 않는 강한 몸을 만드는 것은 바로 면역력이다. 병원에 가지 않고, 약을 먹지 않고도 스스로 병을 고칠 수 있는 방법이 있다는데?

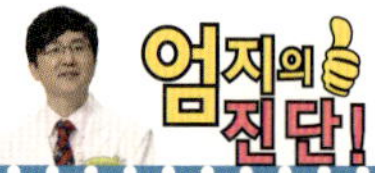

서재걸 교수님_ 고려대학교 의과대학 · 대학원 졸업, 자연치료 전문가

┗ 자연치유가 정답!

면역력의 비밀은 유산균에 있다! 몸에 이상이 생기거나 질병이 있을 때 스스로 고칠 수 있는 능력이 자연치유력이다. 현대인들은 식습관, 스트레스, 환경적 요인으로 인해 자연치유력이 감소되어 병원에 가는 횟수가 늘었다. 스스로 건강한 몸을 만들기 위해 반드시 매일 먹는 음식으로 유산균을 섭취해 면역력을 기르자.

자연치유력, 어떻게 키우나?

우리 몸에 이상이 생기면 스스로 치유할 수 있는 힘이 자연치유력이다. 피부에 상처가 나면 피가 나고 굳고 새살이 돋는 것처럼 몸속에 이상이 생겨도 저절로 나을 수 있는 힘이 있다. 인간의 평균 수명은 늘어났지만 병이 점점 많아지고 병에 잘 걸리는 이유는 바로 자연치유력이 떨어지기 때문이다.

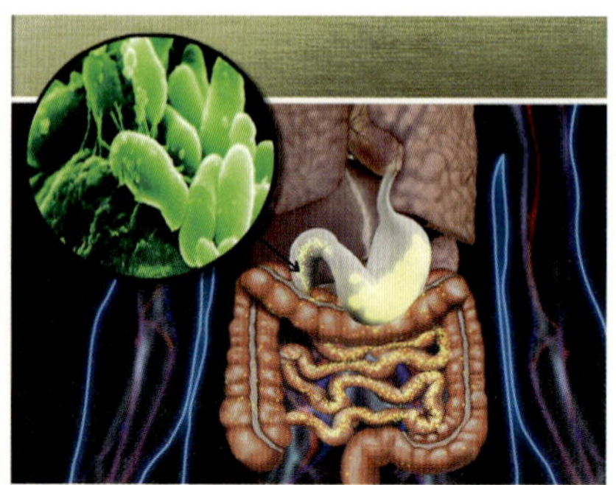

▶ 유산균

그렇다면 자연치유력을 어떻게 키울 수 있을까? 우리는 지구상의 생명체를 동물과 식물로만 알고 있다. 하지만 오래전부터 우리와 함께 있어온 '미생물'까지 생명체로 볼 수 있다. 동물, 식물, 미생물이 공존하는 법을 알고 배워야 자연치유력을 키울 수 있다고 전문가는 말한다.

자연치유력의 열쇠, 유산균

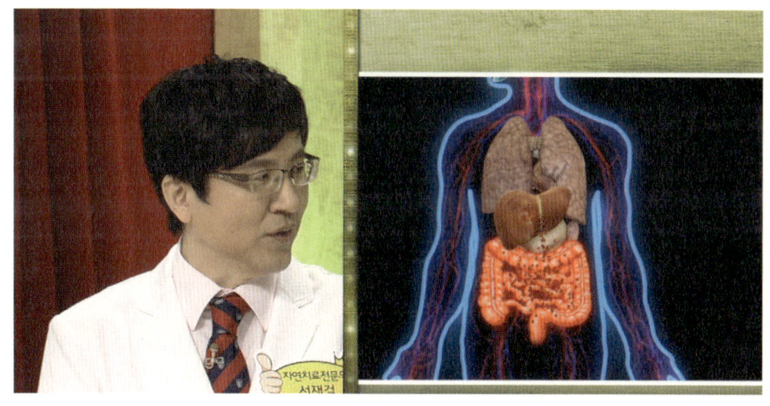

▶ 장 속 유산균

우리가 건강하게 살고 있느냐 하는 것은 우리 장 속에 있는 유산균이 어떤 균형을 이루고 있느냐에 따라 결정이 된다. 쉽게 예를 들면, 음식을 먹으면 찌꺼기가 있다. 그것들이 간을 거치고 장을 거쳐 변으로 배출되지 못하면, 독소가 되어 혈관을 타고 간으로 이동하게 된다. 이러한 독소를 배출하기 위해서는 무엇이 필요할까? 바로 유산균이다.

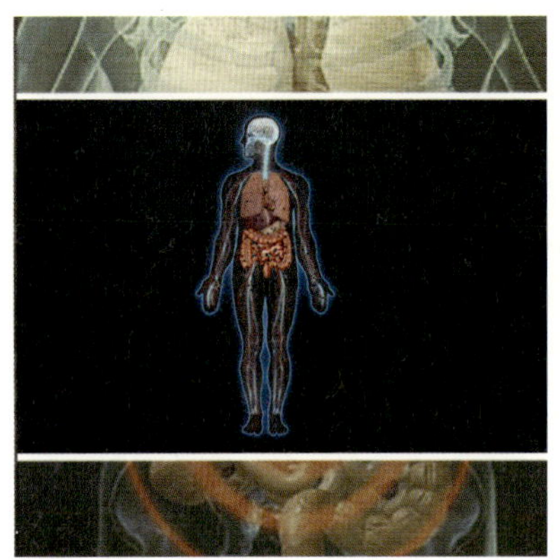

▶ 몸속 유산균이 독소를 배출한다.

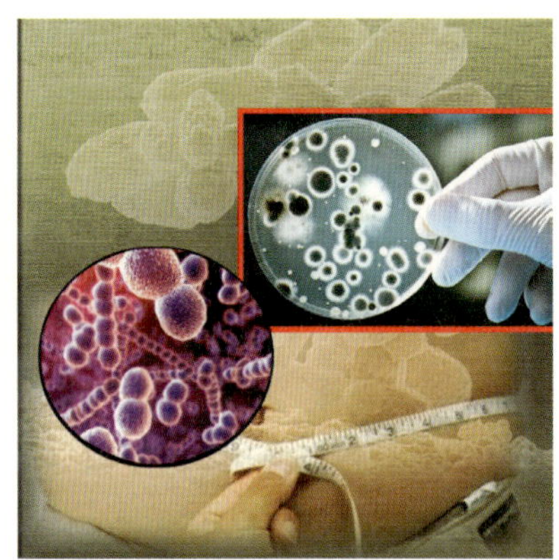

▶ 곰팡이균

　유산균이 충분할 때는 유산균이 독소를 분해해 몸 밖으로 배출시키지만, 유산균이 부족하고 유해균인 곰팡이균이 많으면 독소가 배출되지 못하고 몸으로 재흡수된다. 즉, 몸속 유산균의 양에 따라 몸의 해독 능력이 달라지는 것이다.

　그럼, 유산균만 있고 곰팡이균이 하나도 없는 것이 건강한 상태일까? 그렇지 않다. 건강한 상태라면 유산균 : 곰팡이균 = 85 : 15로 균형을 이루어야 한다. 곰팡이균은 많은 수의 유산균 앞에서는 활동하지 못한다. 하지만 유산균이 약해져서 죽게 되거나 잘못된 음식 섭취로 곰팡이균이 많아지게 되면 균형이 깨지고 문제가 생긴다. 장내의 균형이 유지되도록 유산균을 강하게 지키고, 또 배출되는 만큼 유산균을 보충하는 것이 필요하다.

해독, 잘못하면 오히려 병을 키울 수 있다

생활습관, 식습관 등의 변화 없이 시중에서 비싸게 파는 해독효소만 사서 먹으면, 오히려 곰팡이균만 더 키우는 결과를 가져온다. 해독에 대한 정확한 진단과 올바른 해독법에 대해 잘 알고 접근해야 한다.

바이러스 물리치는 유산균의 비밀

조류독감이나 몇 해 전 유행했던 신종플루, 독감 등은 모두 바이러스로 인해 전염되는 질병이다. 면역력이 떨어지면 질병에 걸리기 쉬운데, 인체 면역력의 80%를 결정하는 것이 장, 소장에 있다. 유산균은 장 속 면역을 수비한다. 즉, 장내 유산균이 많으면 바이러스를 이길 수 있다. 예고 없이 찾아오는 전염병(감염성 질환)을 이겨내기 위해서는 반드시 평소 식생활 습관을 통해 내 몸속 면역력을 높여야 한다.

다음의 체크리스트를 보고 해당하는 항목에 표시해보자.

☐ 감기에 자주 걸린다.
☐ 변비나 설사 증상이 있다.
☐ 몇 년간 꾸준히 먹고 있는 약이 있다.
☐ 인스턴트 식품이나 밀가루 음식을 즐겨 먹는다.
☐ 복부비만이거나 체중이 많이 나간다.

→ 2가지 이상이면 당신도 유산균이 부족한 예비 환자!

앞의 증상은, 장내 유산균이 줄어들어 자연치유력이 떨어지고 있다는 증거다. 몸속 유산균을 지키기 위해서는 발효식품의 역할이 중요하다. 우리가 흔히 접하는 발효식품 중에는 간장, 된장, 고추장 그리고 김치, 식초 등이 있는데, 여기서 우리는 발효식품 속 유산균의 종류를 알고 섭취하는 것이 좋다. 유산균에는 김치와 같은 식물성 유산균과 우유를 발효시켜 만든 치즈, 요구르트 등 동물성 유산균이 있는데, 2가지를 고루 섭취하는 것이 중요하다.

건강 적신호, 장 속 유산균을 지켜라

장 속 유산균은 조화가 중요하다. 유익균이 많아지면 유해균이 줄어들고, 유해균이 많아지면 유익균이 줄어든다. 이것은 식습관과 직결되는데, 음식을 통해 들어오는 균들이 해로운 것이면 유해균과 만나 증가하고, 이로운 것이면 유익균을 만나 세력을 키울 수 있다.

즉, 우리가 무엇을 먹느냐에 따라 몸이 바뀌는 것이다. 발효음식을 먹으면 이러한 유산균이 강해진다. 유산균이 강해지면 면역력이 높아지고 자연치유력이 강해진다. 병으로부터 나를 지키는 자연치유의 열쇠가 발효식품에서 시작한다는 뜻이다.

Q1 ● 유산균이 많은 체질이 따로 있는 걸까?

⋮‥目 아니다.

태어나면서 어머니에게 받는 미생물이 면역을 이루는 데 중요한 역할을 하지만, 미생물 분포는 후천적으로 바뀐다. 즉, 식습관이 변하면 세균의 종류도 따라서 변하며, 오래 반복된 식습관은 미생물의 유형을 결정하게 된다.

Q2 ● 유산균은 많을수록 좋다?

⋮‥目 그렇지 않다.

배출된 만큼 보충하는 것이 좋다. 장 속 유산균은 매일 약 1억 마리가 변으로 배출된다. 빠져나간 만큼 유산균이 보충되어야 하는데, 만약 보충되지 않으면 유해균이 유익균보다 많아져 발암물질이 생성되고 각종 질병에 노출된다. 두통, 관절염, 피로, 가려움증, 피부 건조함이 유발될 수 있다.

우스운 이야기일지 모르나, 잠 못 자게 하는 균, 살을 찌게 하는 균도 있다. 사람마다 각자의 장에 사는 유산균이 어떤 타입이냐에 따라 체질이 결정된다고 보면 된다. 스트레스를 받으면 장 점막이 얇아지고 유해균이 증가하며, 좋은 유산균이 감소한다. 유해균이 증가하면 설사, 과민성 대사증후군, 관절통, 두통이 유발될 수 있다.

내 몸 지키는
최고의 발효식품

가장 쉽게 접할 수 있는 무병장수 음료, 요구르트

요구르트는 생각보다 긴 역사를 가지고 있다. 기원전 3000년, 즉 약 5000년 전에 불가리아에서 시작되었는데, 당시 유목민들이 우유가 엉켜 있는 것을 발견한 것이 기원이 되었다. 이는 우유가 유산균에 의해 자연발효되었던 것으로, 요구르트라는 말은 터키어로 '엉키다'라는 뜻을 가지고 있다. 불가리아의 요구르트는 약초를 먹고 자란 양들이 '락토바실러스 불가리쿠스'라는 유산균을 배양하면서 그 효과를 입증하게 되었고, 전 세계적으로 유명해졌다.

1908년의 미국과 불가리아의 평균 수명을 비교해보면, 미국은 48세, 불가리아는 97세였다고 하니, 이는 발효음식인 요구르트의 유산균이

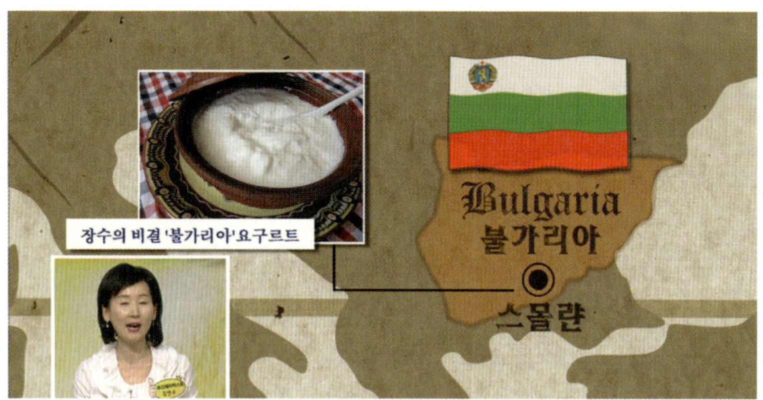

▶ 불가리아의 평균 수명은 요구르트로 인해 연장되었다.

장의 부패를 막아 노화를 억제해주었다고 할 수 있겠다.

몇 년 전, 장수 국가의 이름을 딴 요구르트의 열풍이 불었다. 사람들은 장에 좋다는 이 요구르트를 보며 실제로 요구르트가 장수와 관련이 있는지 궁금해했다. 과연 어떤 관계가 있는 것일까?

시판용 요구르트를 꾸준히 먹으면 무병장수가 가능한 것일까? 전문가들은 그렇게 할 경우, 당뇨병 환자로 오래 살게 될 것이라고 말한다.

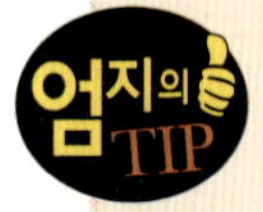

실제로 2009년에 세상을 떠난 카자흐스탄의 '사칸 도로바' 할머니는 130세까지 장수하였다. 이분이 꼽은 장수 비결이 바로 요구르트다. 지금도 세계적인 장수 국가로 꼽히는 나라가 바로 불가리아이고, 이곳 사람들은 하루를 요구르트와 샐러드로 시작할 만큼 요구르트를 많이 먹기로 유명하다.

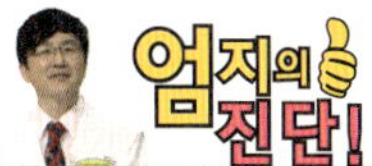

⌐ 아니다!

시판되는 요구르트는 단맛과 보존의 문제 때문에 많은 양의 설탕이 들어 있다. 무병 장수를 위해 요구르트를 마신다면 무설탕 요구르트를 구입하거나 직접 만들어 먹는 것이 좋다.

직접 만들어 먹는 요구르트

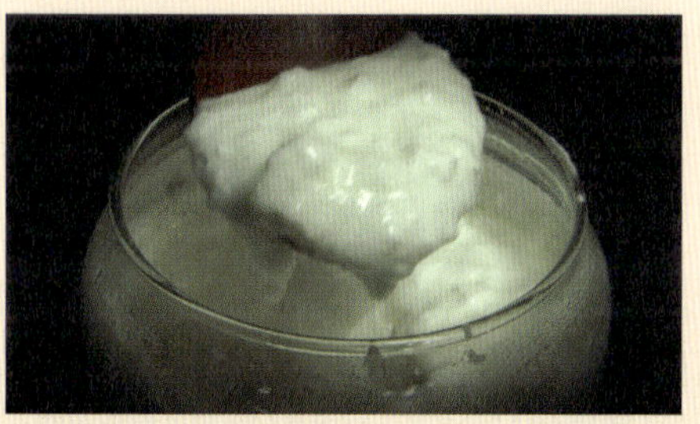

준비물

용기, 요구르트 1병, 우유 500ml

만드는법

1. 용기에 요구르트를 붓는다.
2. 우유 500ml를 부은 뒤 잘 저어준다.
3. 용기를 밀폐한 후 하루 정도 실온에 보관한다.

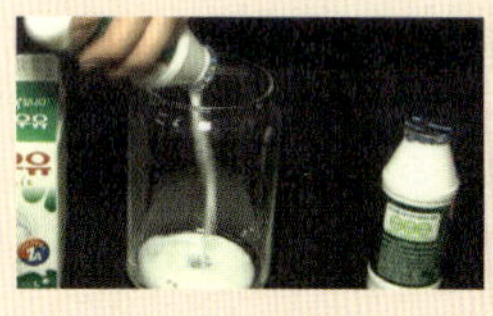
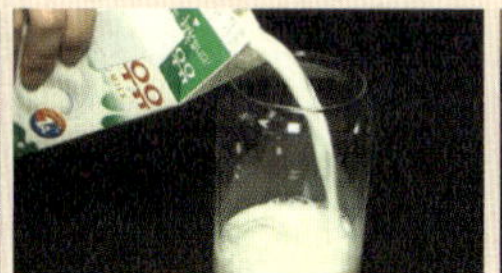
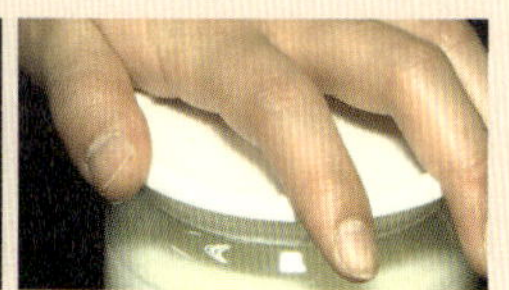

구수한 효능의 발효음식, 청국장

청국장은 공기나 토양, 콩이나 볏짚에 붙어 있는 고초균(바실러스균)을 이용해 만드는 식물성 단백질 발효식품을 말한다. 우리나라에서 만드는 청국장은 자연 상태의 모든 균을 이용해 만드는 발효식품으로, 누가 만드느냐에 따라 다른 맛, 다른 색을 띤다. 하지만 일본의 청국장은 상품화를 시키기 위해 '낫토'라는 단일 균만을 사용해 청국장을 만들기 때문에 누가 만들어도 같은 맛, 같은 색을 띠게 되는데, 영양학적으로 본다면 우리나라의 청국장이 훨씬 뛰어나다.

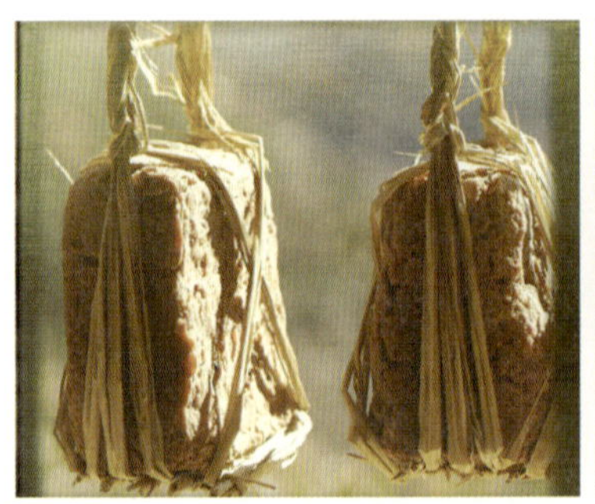
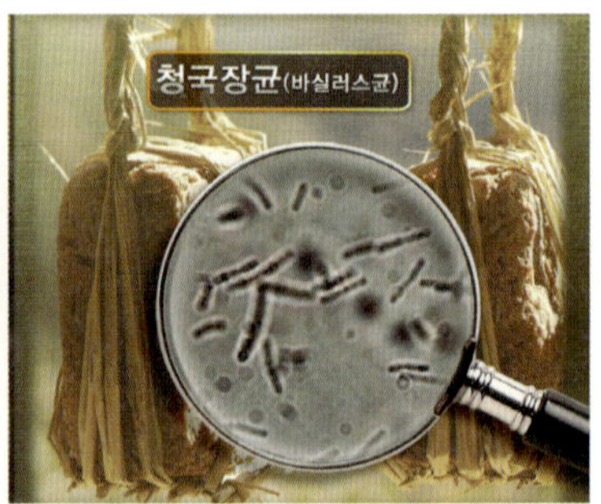

▶ 청국장 속 고초균(바실러스균)

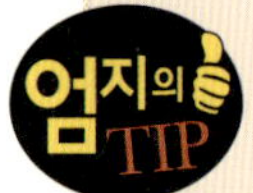

바실러스 vs 바실러스

청국장을 만드는 좋은 바실러스균(고초균)은 유익한 균이지만, 황사나 미세먼지에 있는 나쁜 바실러스균도 있다. 이는 '바실러스세레우스'라는 균으로 식중독이나 폐렴을 유발할 수 있으니 같은 이름에 유의해야 한다.

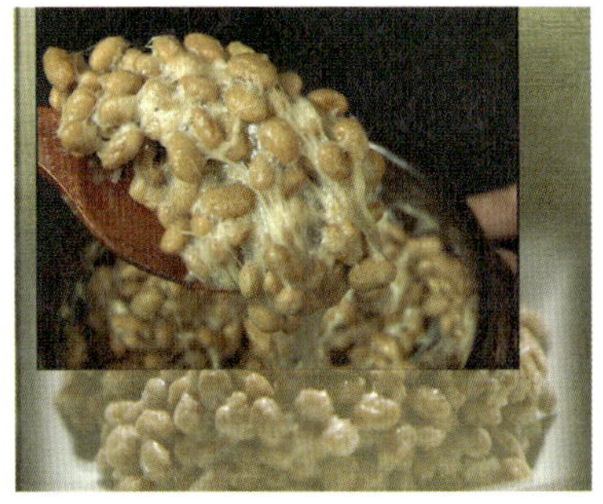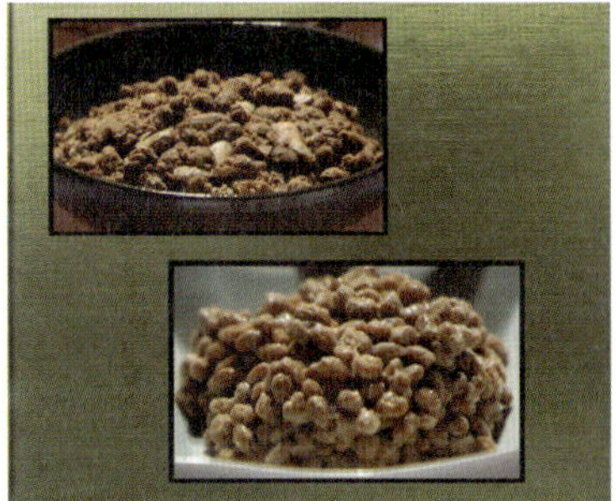

▶ 전통 청국장(좌)과 일본의 낫토(우)

청국장의 조직을 살펴보면, 단단히 결합되어 있던 콩 단백질이 흡수가 쉽도록 쪼개져 있다. 또, 살아 있는 고초균 덕분에 항암효과가 있는 물질이 생겨나는데, 이것이 청국장의 끈적끈적한 성분이다.

발효로 증가되는 비타민B$_2$

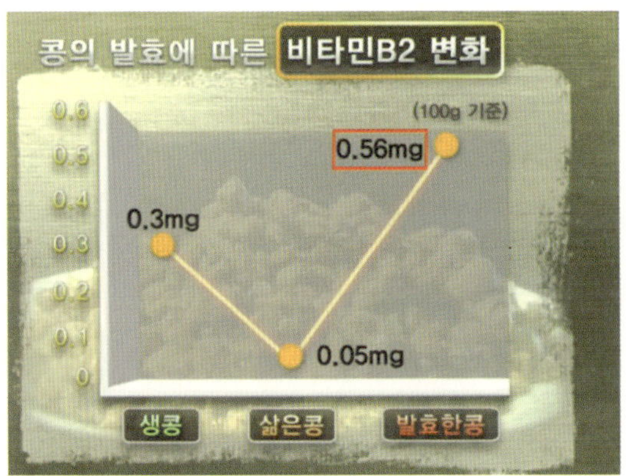

▶ 콩의 발효에 따른 비타민 B$_2$의 변화

콩이 몸에 좋다는 것은 누구나 알고 있다. 하지만 콩을 섭취할 때 흡수율을 높이는 것이 중요한데, 비타민B군은 콩을 청국장으로 만들었을 때 가장 흡수율이 높아지게 된다.

비타민B_2는 생콩에는 0.3mg이 들어 있는데, 콩을 익히면 0.05mg로 줄어들게 된다. 하지만, 삶은 콩을 다시 발효시키면 비타민B_2가 0.56mg로 상당히 증가하게 된다. 비타민B_2뿐만 아니라, 다양한 비타민B군도 발효 과정에서 급증하여 건강에 이로운 물질을 생성한다.

발효와 부패는 다르다?

발효와 부패는 사실 같은 과정을 통해 일어난다. 다만, 발효는 유익한 균을 생성하는 것이고 부패는 유해한 균을 생성하는 것이라고 보면 된다. 그렇다면 발효와 부패의 경계는 무엇일까?

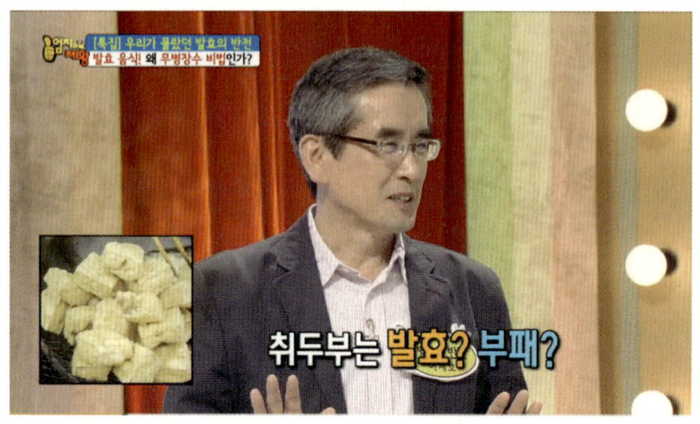

▶ 취두부

대부분의 한국 사람이 느끼기엔 고약한 냄새가 난다. 하지만 중국인들은 취두부를 즐겨 먹는다. 취두부는 발효된 것일까, 부패한 것일까? 취두부의 경우 발효에서 부패로 넘어가는 경계선 위에 놓인 음식이라고 설명할 수 있다.

포도와 매실

포도를 으깨서 두면 발효가 되어 포도주가 된다. 그런데 매실을 으깨서 그냥 두면 부패가 되어 쓰레기가 된다. 이 2가지에는 어떤 차이가 있을까? 똑같은 환경과 똑같은 미생물이 작용을 한다고 해도 당분이 많은 포도는 발효, 당분이 적은 매실은 부패가 된다.

Q1 우유로 만든 요구르트는 설사를 유발하지 않는다?

▤ 그렇다.

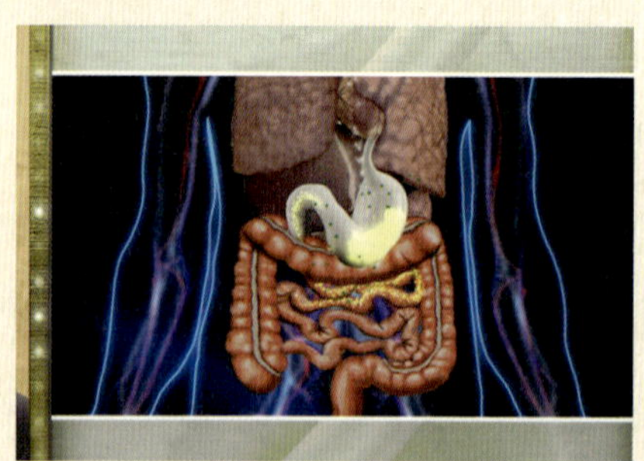
▶ 유당이 장에 들어오면 설사, 복통을 일으킨다.

우유를 마시면 설사를 하지만, 요구르트는 괜찮은 경우가 많다. 이유가 뭘까? 우유 속에는 유당이라는 성분이 있다. 동양인은 선천적으로 서양인보다 유당분해효소가 부족한 경우가 많기 때문에 유당이 장에 들어오면, 설사, 복통 등의 증상을 일으킨다. 이를 '유당불내증'이라고 한다. 하지만 우유를 발효시켜 만든 요구르트는 발효과정을 통해 유당분해효소를 만들어낸다. 즉, 발효를 통해 포도당과 갈락토스균, 젖산을 만들어 설사와 복통을 막아주는 역할을 하는 것이다.

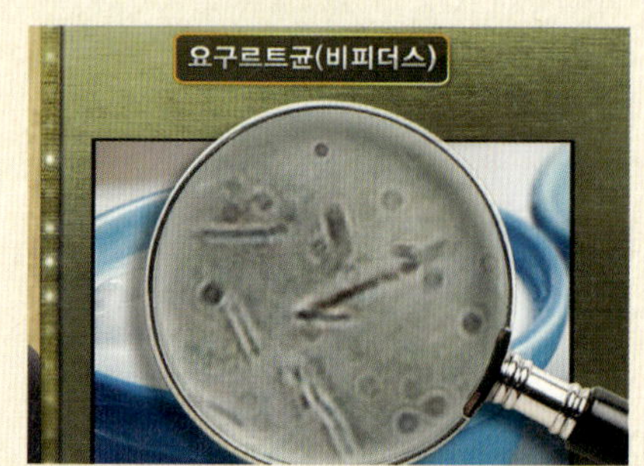

▶ 요구르트의 유산균이 유당을 분해한다.

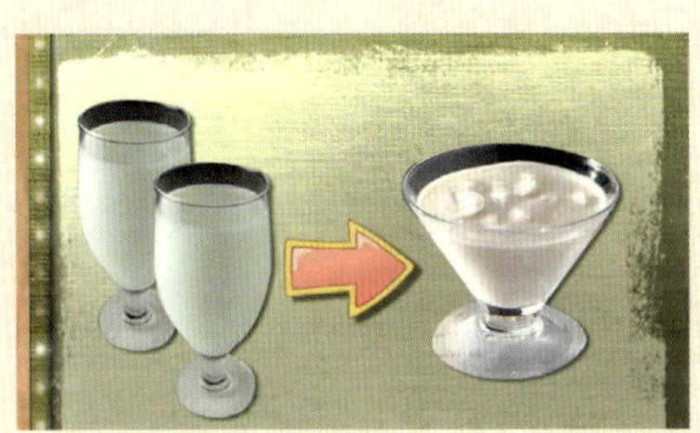

▶ 우유 2잔 = 요구르트 1잔

우리가 우유를 마시는 이유는 칼슘 등의 영양분을 섭취하기 위해서다. 그런데 우유로 요구르트를 만들게 되면, 발효 과정에서 생성되는 젖산이 칼슘의 흡수율을 2배 이상으로 높여준다. 즉, 칼슘의 흡수량을 비교해보았을 때, 우유 2잔과 요구르트 1잔이 같다고 할 수 있다.

또한 발효 과정을 통해 몸에 좋은 미생물이 생겨나 비타민B·D 등이 생성되어 면역력을 높여주고, 발효대사물질이 생겨나 장의 활동을 돕는다.

Q1. 청국장은 왜 '청국장'일까?

⋮⋮≣ 청국장의 '청' 자는 청나라에서 따왔다.

청나라 사람들이 전쟁 중에 단백질 공급을 위해 청국장의 분말을 말 안장 아래에 넣어두고 필요에 따라 섭취하여 전투식량으로 사용했었다고 하니, 청국장의 효과는 그때부터 입증되었다고 할 수 있다.

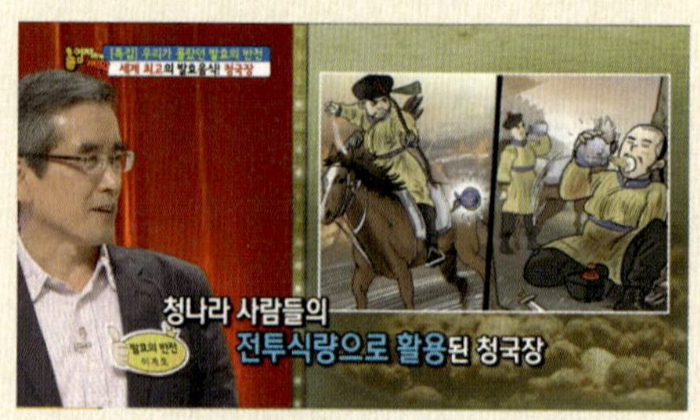

Q2. 생청국장, 과연 그냥 먹어도 좋을까?

⋮⋮≣ 그렇다.

끈적끈적한 청국장의 성분이 고스란히 살아 있는 생청국장을 채소와 곁들여 먹는 것이 끓여 먹는 것보다 더 좋다. 하지만 청국장 안에 있는 고초균은 끓인다고 소멸되는 것이 아니므로 끓여 먹어도 무방하다. 어떤 방법으로든 섭취한다면 전통 청국장은 무병장수에 분명 좋은 음식이다.

Q3 • 청국장이 왜 몸에 좋을까?

단백질 소화·흡수와 비타민 보충에 좋다.

청국장을 만드는 것은 콩이다. 사실 콩 단백질은 입자가 커서 우리 몸속에서 소화·흡수되기가 어렵다. 그런데 청국장의 고초균은 단백질의 소화·흡수를 도와 인체에 유익한 대사물질을 생성하게 한다. 청국장 안에는 다양한 비타민군이 들어 있는데, 그 중 비타민B군과 D가 특히 많이 들어 있다. 우리 몸에 비타민 B가 부족할 경우 쉽게 피로해지고, D가 부족할 경우에는 골다공증과 각종 암을 유발하게 되는데, 청국장을 통해 이런 비타민을 보충할 수 있다.

김치는 장수식품이 아니다?

발효음식의 최고라고 여겨지던 김치에 대한 의견이 분분하다. 혹자는 김치가 나트륨 과다 섭취의 원인이 되기 때문에 오래 살려면 김치를 끊어야 한다고 말한다. 하지만 다른 이는 김치야말로 최고의 건강식이라고 한다. 누가 맞는 걸까?

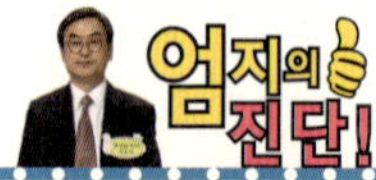

박용하 교수님_ 한국 유산균학회 부회장, 맞춤의료 첨단융복합 연구단장, 영남대학교 생명공학부 교수

┗ 김치도 최고의 발효음식이다!

김치 재료에 든 칼륨이 나트륨 배출을 도와서 실제로 흡수되는 나트륨 양은 훨씬 적으니 걱정하지 말 것! 하지만 김치를 담글 때, 너무 짜지 않게 담그는 것은 중요하다!

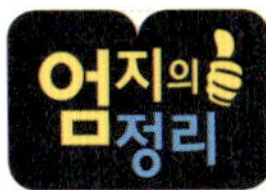

김치의 효능

1. 스트레스, 우울증 개선
2. 조류독감, 사스 예방
3. 장을 튼튼하게 하여 대장암 예방
4. 피부 질환, 아토피(자기면역질환) 개선
5. 노화 방지, 콜레스테롤 수치 낮춤

김치 유산균에 주목하라!

김치는 배추를 주재료로 해서 여러 가지 양념과 함께 발효시킨 음식이다. 배추는 질긴 섬유질, 즉 딱딱한 벽들로 가득 채워져 있다. 그렇기 때문에 배추 안에 들어 있는 영양분을 섭취하려면 벽을 깨고 부수어야 한다. 사실, 배추는 소화가 안 되고 그냥 배출되는 양이 상당하다.

하지만 배추가 김치로 만들어지면 이야기는 달라진다. 김치에서 새

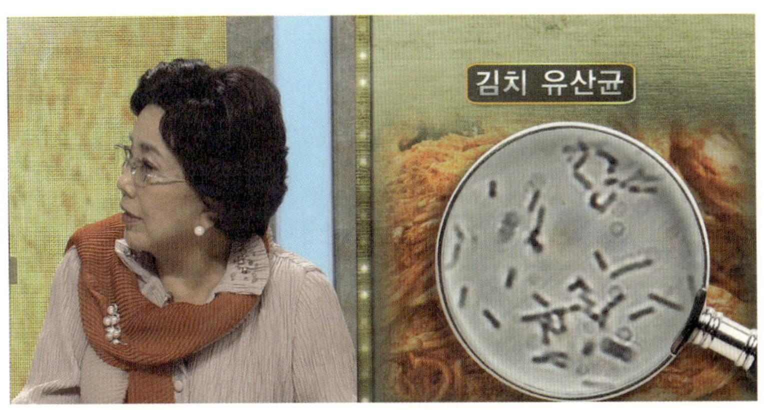

▶ 김치 유산균

콤한 맛이 날 때까지 익었을 때, 즉 발효가 되었을 때 김치 유산균을 통해 우리는 다양한 영양소를 흡수할 수 있게 된다. 김치가 잘 익었을 때에는 1g당 약 10억 마리의 유산균이 들어 있다. 김치 유산균은 부패균의 활동을 억제하여 특유의 맛을 만들고 보존성을 높여준다.

대부분의 미생물은 소금에 절일 때 죽지만, 염분에 잘 견디는 내염성 세균인 유산균, 즉 젖산균만 남아서 김치를 발효시킨다. 이런 젖산균 발효는 당분을 젖산과 향미물질로 바꿔 식욕을 상승시킨다. 그리고 김치 유산균은 면역력 증강에 아주 탁월한 기능을 갖고 있다. 일전에 유일하게 한국에서만 사스, 조류독감의 피해가 없었던 것이 바로 이 김치 때문이라는 발표가 있었던 것처럼, 김치 유산균은 면역력 강화에 특별한 효능을 보인다.

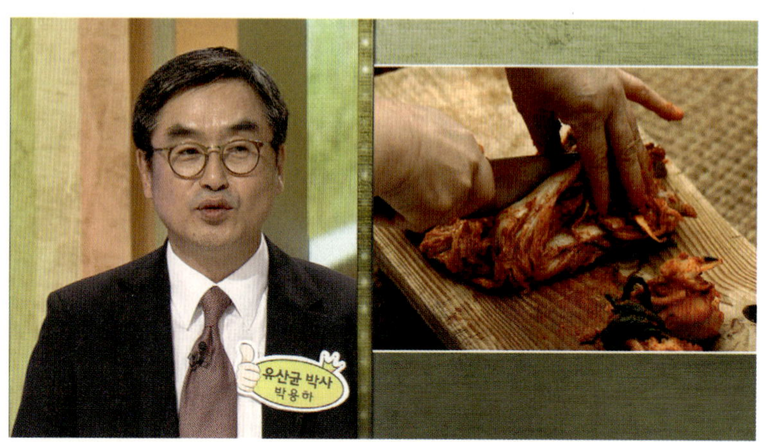

▶ 면역력 강화에 특효를 보이는 김치

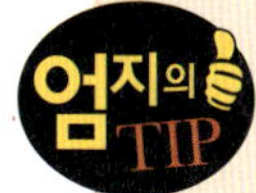

김치 유산균, 다이어트에 좋다!

김치 속에는 김치 유산균이 들어 있다. 이는 '오르니틴'이란 성분으로, 비만을 억제해준다. 오르니틴은 비만 예방과 함께 주름살 개선, 피부미용 효과와 간 기능 개선에 좋다. 천일염에서도 오르니틴을 발견할 수 있는데, 다이어트 효과를 극대화하려면 천일염으로 절인 배추로 김치를 담가 먹으면 좋다.

Q1. 김치부침개를 하면, 김치 유산균이 줄어들까?

> **아니다.**
>
> 김치에 열을 가하면 김치 유산균은 죽어도 그 효능은 살아 있기 때문에 김치부침개를 해 먹어도 좋다.

Q2. 발효 과정을 거친 요구르트 유산균과 김치 유산균의 차이는 뭘까?

> **비교할 수 없다.**
>
> 김치 유산균은 선조들의 선물이자 한국의 보물이다. 요구르트 유산균은 우유로 만들어진 동물성 유산균인 반면, 김치 유산균은 배추로 만들어진 식물성 유산균이다. 동물성 유산균에 대한 연구와 식품은 많이 나와 있지만, 식물성 유산균은 없다. 김치 유산균은 우리나라에만 있는 유일한 식물성 유산균이다.

Q3. 열흘 된 김치와 2년 묵은 김치, 어느 쪽이 김치 유산균이 많을까?

> **김치는 오래 묵힐수록 유산균이 죽는다.**
>
> 유산균의 양이 최절정에 이르는 것은 김치를 담그고 열흘에서 한 달 사이다. 우리가 먹었을 때 살짝 시큼하면서 잘 익었다고 느끼는 정도가 최절정기이다. 그 이후부터 줄어들기 시작해서,

소위 '묵은지'라 부르는 것들은 유산균이 거의 없다고 봐야 한다.
단지, 젖산 발효로 인한 풍미가 증가하는 효과가 있을 뿐이다.

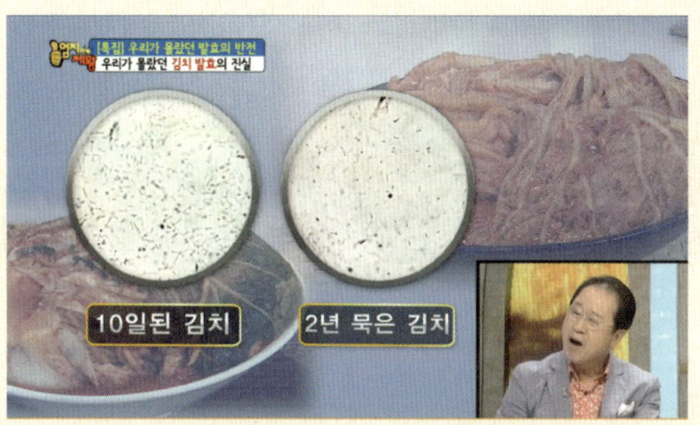

Q4 ● 묵은 김치에 낀 골마지는 발효음식 중의 최고다?

▤ 절대 아니다.

골마지는 3~4년 된 묵은 김치에 흰곰팡이와 효모균이 막을 이
룬 것을 말한다. 김치에 골마지가 피었다는 것은 발효에서 부패
로 넘어간 상태로, 이미 그 주위에 잡균 번식이 시작된 것이다.
이것은 암을 유발할 수도 있으니 절대 먹으면 안 된다. 골마지
가 핀 부분은 깨끗하게 걷어내거나, 가급적이면 전체를 버리는
것이 안전하다.

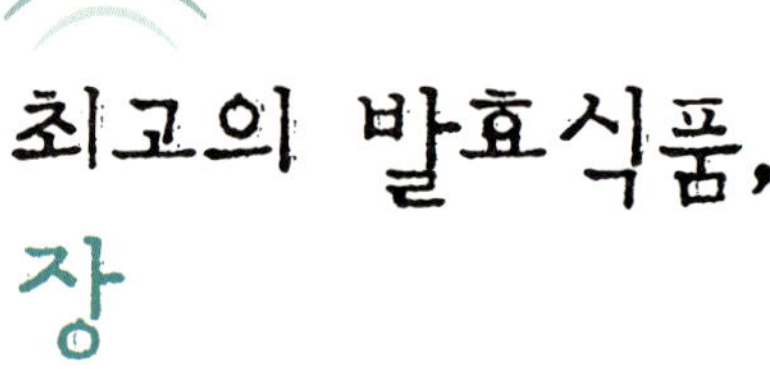

최고의 발효식품, 장

유산균의 보고

건강을 위해 하루에 유산균을 1,000만 ~ 100억 마리 섭취하는 것이 좋다. 우리나라 전통 장에는 유산균이 많이 들어 있는데, 단 1g만 섭취하더라도 된장이나 청국장에는 하루 치 유산균이 모두 들어 있는 셈이다. 특히, 전통 방식으로 오랜 기간 숙성시켜 담근 장에서 유산균의 효능이 극대화된다고 할 수 있다.

엄지의 정리 — 전통식품 속 유산균 수

- 된장 : 700만 마리
- 김치 : 1~10억 마리
- 청국장 : 100억 마리
- 간장, 고추장 : 1~10억 마리

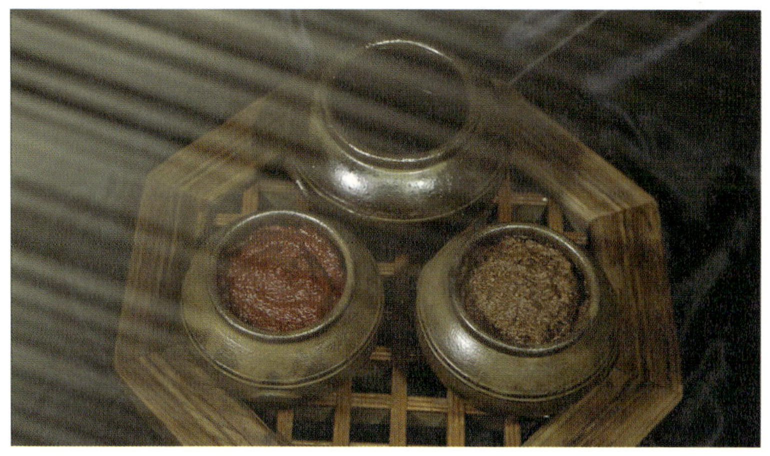

▶ 최고의 발효식품, 장

나이가 든다는 것은 장내 유산균이 소멸한다는 것과 같은 말이다. 전통 장을 통한 유산균 보충으로 몸속 독소를 제거하고 자연치유력을 높일 수 있으니, 전통으로 담근 장을 섭취하여 유산균을 보충하는 것으로 나이가 들어도 건강을 지킬 수 있다.

면역력 높여주는 최고의 식품

우리나라의 전통식품 중 된장, 고추장, 간장은 그 기능이 탁월한 발효식품이다. 전통 발효식품인 장은 우리 몸의 면역력을 향상시켜 면역결핍으로 인한 여러 가지 현대병으로부터 건강을 지켜주는 아주 중요한 식이요법의 중심에 있다. 모든 음식의 간을 소금이 아닌 장으로 한다면 훨씬 건강에 이로운 효과를 기대할 수 있을 것이다.

이 중 고추장은 메줏가루, 찹쌀가루, 멥쌀가루, 엿기름, 고춧가루를 넣어서 만들고 소금으로 간을 해서 제조한다. 그렇기 때문에 콩을 간 메주에서는 감칠맛, 멥쌀가루나 엿기름에서는 단맛, 고춧가루에서는 매운맛, 소금에서는 짠맛이 난다. 모두 4가지의 맛이 어우러진 훌륭한 음식이 바로 고추장이다.

필수아미노산의 보고

장을 담그는 콩은 우리 몸에 단백질을 공급해주는데, 단백질이 우리 몸에 들어오면 아미노산으로 분해가 된다. 아미노산의 종류는 총 21가지로, 이 중 꼭 섭취해야 하는 필수아미노산이 9가지다. 하지만 이 9가지는 우리 몸에서 스스로 생성되지 못하여 반드시 식품으로 섭취해야 한다.

고기와 생선에는 이런 필수아미노산 9가지가 모두 들어 있다. 하지만 안타깝게도 콩에는 한 가지가 부족한 8가지가 있기 때문에 콩만 섭취해서는 필수아미노산을 모두 섭취할 수 없는데, 그 한 가지는 밥에 많이 들어 있다. 그래서 콩으로 만든 메주와 찹쌀, 멥쌀로 만들어진 고추장을 먹으면 필수아미노산 9가지를 모두 섭취할 수 있다는 결론을 얻을 수 있다.

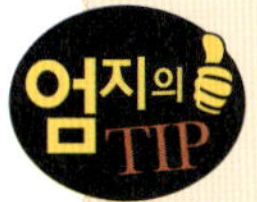

교도소에 수감된 사람들에게도 단백질 공급이 필요하기 때문에 필수아미노산 9가지를 모두 섭취하게 해야 한다. 하지만 고기와 생선은 비싸므로 완전단백질을 섭취할 수 있는 콩밥을 제공하는 것이다. 이는 신라시대부터 전해 내려오는 비결이다.

우리가 몰랐던
장의 진실

최고의 발효식품인 장을 우리는 마트에서 쉽게 구입해서 먹고 있다. 과연 우리는 발효식품을 올바르게 섭취하고 있는 것일까? 시판용 장과 재래식 장에 과연 어떤 차이가 있는지 알아보자.

고추장 시판용 고추장 vs 재래식 고추장

완전단백질을 공급해주는 고추장이야말로 선조들이 남긴 최상의 선물이다. 하지만, 우리가 흔히 마트에서 사서 먹는 장은 전통 방식으로 만들어진 장과는 차이가 있다는 점에 주목해야 한다. 다음의 표를 살펴보자.

	시판용 고추장	재래식 고추장
기간	숙성기간이 짧음. 동일한 맛을 내기 위해 한 가지 균만을 이용해 속성으로 발효. 쌀과 보리를 쪄서 발효균을 넣어 60일간 숙성시킨 후 고춧가루 양념을 첨가하여 발효	숙성기간이 긺. 메주로 만들며 오랜 시간 자연발효에 의해 숙성
발효 과정	발효의 진행을 막기 위해 주정, 방부제를 넣기도 함.	발효를 하는 과정에서 이산화탄소가 배출됨.
맛	단맛을 내기 위해 물엿이나 조청을 가미하기도 함.	발효된 그대로의 고추장 맛을 가짐.

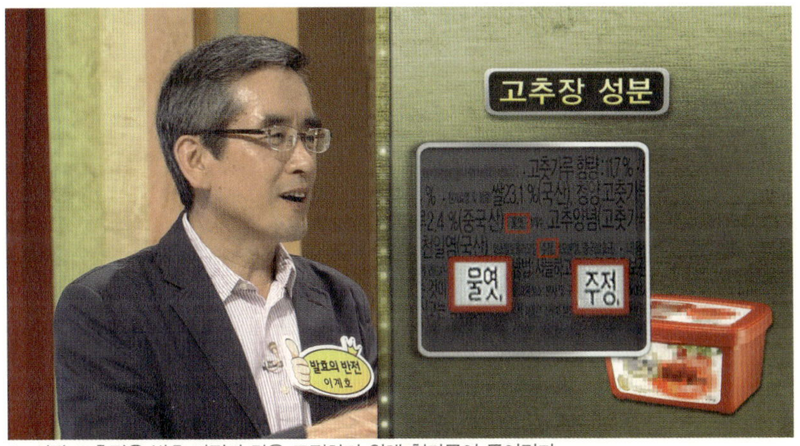

▶ 시판 고추장은 발효 과정과 맛을 조절하기 위해 첨가물이 들어간다.

마트에서 흔히 살 수 있는 고추장은, 고추장 맛 양념에 가깝다. 집에서 고추장을 담그면 하얗게 곰팡이가 피거나 이산화탄소가 배출되어 부글부글 끓어서 넘치기도 한다. 그래서 집에서 고추장을 담글 때에는 가끔 부풀어 오른 고추장의 가스를 빼줘야 한다.

그런데 마트에서 파는 고추장에서는 그런 현상을 볼 수 없다. 즉, 마트에서 쉽게 살 수 있는 고추장은 '진짜' 고추장이 아니라는 셈이다. 전통 발효식품인 고추장이 아니라 현대인의 입맛에 맞게 계량된 고추장 맛 양념인 것이다. 그리고 시판 고추장에는 주정이라는 성분이 들어 있는데, 주정은 일종의 알코올 성분이다. 이것이 발효나 숙성을 막는 역할을 하여, 유통 과정에서 더 이상 발효가 되는 것을 방지한다.

그렇다면, 어떤 고추장을 먹어야 할까?

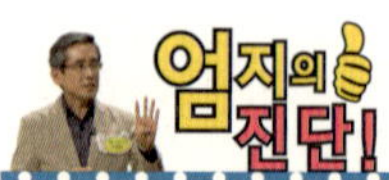

이계호 교수님_ 충남대학교 화학과 교수, 한국분석기술연구소 소장, '태초 먹거리 학교' 운영 중

└ 재래식 고추장이 답이다!

시판 고추장을 살 때 성분표를 확인하고, 물엿이나 조청이 든 고추장보다는 전통 방식으로 발효된 고추장, 즉 재래식 고추장을 사는 것이 좋다. 재래식 고추장은 발효가 진행되면서 몸에 유익한 대사물질을 계속 생성한다. 하지만 재래식 고추장은 상품성이 낮기 때문에 가능하다면 조금씩 집에서 담가 먹는 것을 추천한다.

대부분의 가정에서 사서 먹는 된장과 재래식 방법으로 만든 된장은 겉으로 볼 때, 색깔부터 다르다. 비교해보면, 재래 된장과 시판 된장은 균의 종류부터 다르다는 것을 알 수 있다. 물론 시판 된장이 아무런 가치가 없는 것은 아니다. 단지, 발효를 떠나 여러 가지 첨가물인 조미료, 색소, 방부제 등이 들어가 있다는 것이 문제라고 할 수 있다.

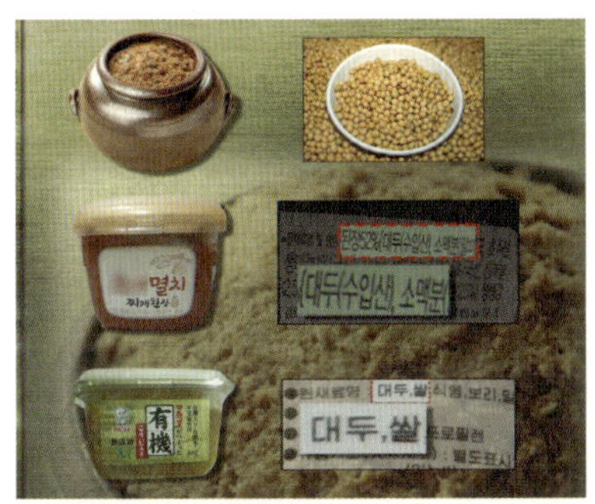

▶ 시판 된장과 재래 된장

	시판용 된장	재래식 된장
색	노란색을 많이 띰. 쌀이나 밀가루에 균을 길러서 콩과 함께 섞어서 만듦.	색은 적벽돌 색이고 공기와 만나면 색이 더 진해짐.
기간	속성발효. 방부제를 사용. 이 방식을 따르면 일주일 만에도 된장을 만들 수 있음. 성분표를 확인해보면 콩과 밀가루(소맥분)가 들어감.	재래식 된장은 콩과 소금만을 100% 주원료로 해서 1년 6개월의 발효를 거쳐 완성되는 세계 최장의 발효식품.

그렇다면, '시판 된장은 우리 몸에 해로울까?' 하는 궁금증이 생긴다. 물론, 해롭지는 않다. 하지만 영양학적인 면에서 본다면 재래 된장과는 비교하기 힘든 차이를 가진다는 것은 분명한 사실이다.

영양학적인 면에서 본다면 재래 된장 – 시판 된장 – 일본의 미소된장 순으로, 재래 된장은 주원료가 콩 100%, 시판 된장은 콩과 밀가루, 일본의 미소된장은 콩과 쌀이 주원료가 된다. 일본의 미소된장이 쌀가루가 들어가 담백한 맛은 좋지만 영양적으로는 재래 된장을 따라올 수 없다.

전통적으로 우리나라는 된장을 담가 먹었다. 이때 항아리에 숯과 고추를 넣었는데, 숯은 나쁜 냄새를 제거하고 정화하는 역할을 하고, 메

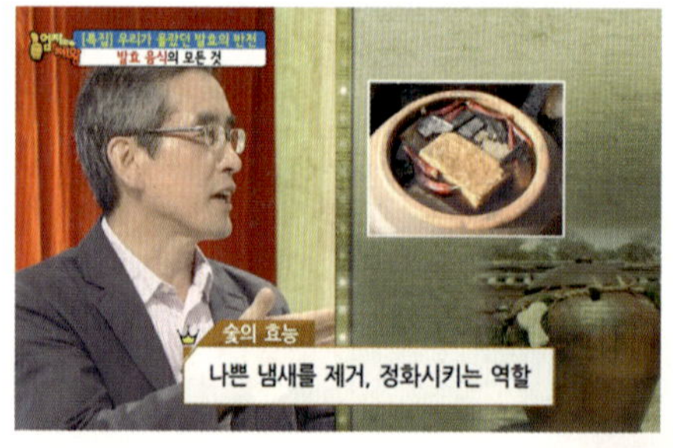

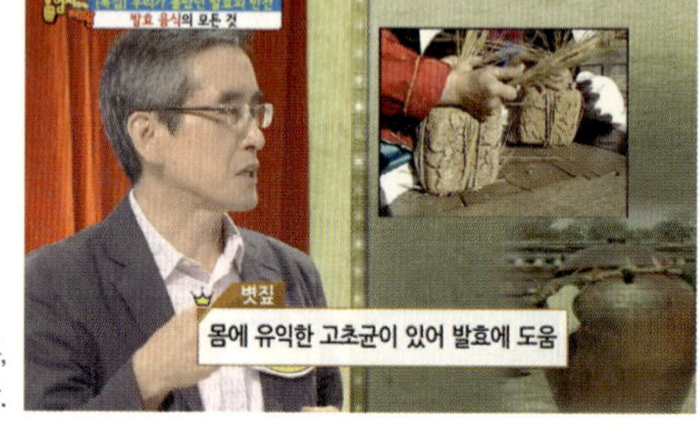

▶ 된장을 담글때 숯과 고추,
볏짚은 발효에 도움을 준다.

주를 묶은 볏짚은 몸에 유익한 고초균이 있어 발효에 도움을 주었다고
하니, 선조들의 놀라운 지혜가 숨어 있는 비결이 아닐 수 없다.

간 장 양조간장 & 혼합간장

최근 인기 드라마에서 회자되었던 간장 스토리에 '씨간장'이라는 말
이 나온다. 씨간장은 작은 생수병 하나 정도의 양이 300여만 원에 판매
될 정도로 큰 가치를 가지고 있다. 세계적으로 유명한 빵집에도 효모균
을 유산으로 물려받을 정도로 발효의 출발점이 되는 것들은 중요하다.

이런 씨간장은 각 집안마다 종류와 맛이 다르며 한 집안의 보물이고
자존심이라고 할 수 있는데, 100년 이상 긴 세월이 지나면서 수분이 증
발되어 소금결정체가 있는 것도 있다. 하지만 이런 씨간장은 우리가 흔
히 접할 수 있는 것도 아니며, 그 영양학적인 가치를 이렇다 저렇다 분

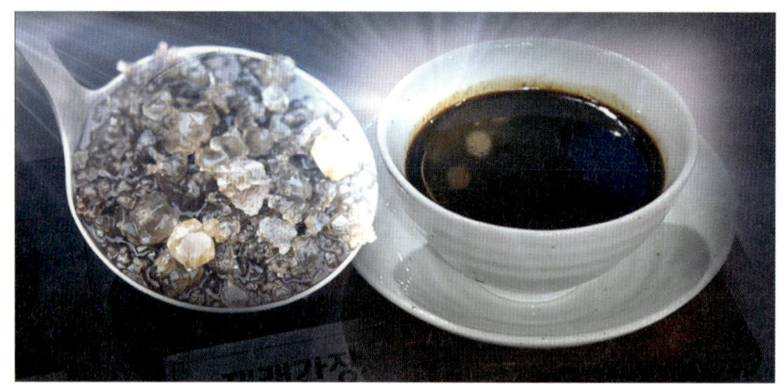

▶ 씨간장과 소금결정체

석하기도 힘들다.

그렇기 때문에 우리가 흔히 접할 수 있는 시판용 간장을 살펴보면, 양조간장과 혼합간장으로 분류할 수 있다. 양조간장은 속성발효된 된장으로 만들어진 것이고, 혼합간장은 산을 분해하는 산분해 간장과 양조간장을 섞어놓은 것이다.

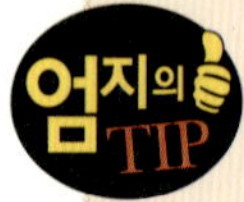

옛날부터 우리나라 사람들은 아프면 죽에 간장을 찍어 먹었다. 이는, 몸이 아플 때 죽을 통해 탄수화물을 보충하는 동시에 소화가 잘 되도록 하고, 간장을 통해 유산균을 보충한 것이다. 죽과 간장, 단지 맛을 위해서가 아니라 건강까지 생각한 선조들의 음식 궁합의 지혜를 엿볼 수 있다.

된장 vs 청국장

오랫동안 발효시켜야 하는 된장과 짧은 시간 발효시킨 청국장의 영양학적 차이는 무엇일까? 단적으로 1g당 고초균의 수를 비교해보면, 청국장은 100억 마리가 들어 있고, 된장은 700만, 고추장은 1,000만 마리가 들어 있

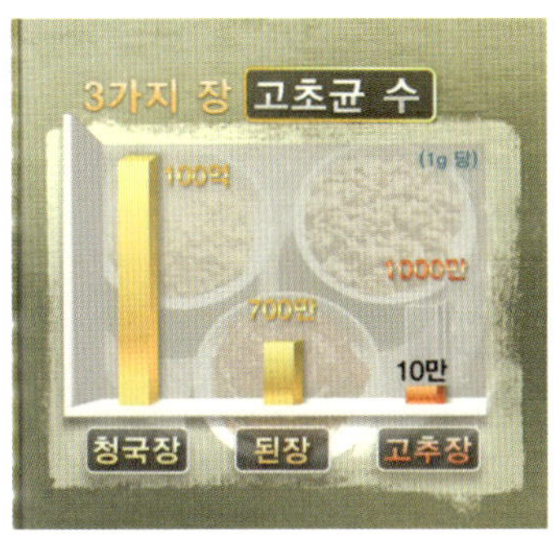

▶ 고초균 농도 분석 결과

다(시판 고추장은 10만 마리). 결과를 비교해보면 청국장에는 놀라울 만큼 많은 고초균이 들어 있다는 사실을 알 수 있다.

게다가 된장, 간장, 고추장에는 짠 성분인 나트륨이 들어 있지만 청국장에는 나트륨이 거의 들어 있지 않다. 빠른 발효가 가장 장점인 청국장을 섭취하여 장 운동을 돕고 면역력을 강화시킨다면 무병장수의 지름길이 될 것이다.

엄지의 정리 — 빨리 담가 먹을 수 있는 청국장!

세상에 공짜는 없다! 편리함을 추구한다면 속성발효된 시판용 장을 선택해 먹어야 겠지만, 건강을 추구한다면 전통으로 발효된 재래장을 선택하는 것이 옳을 것이다. 하지만, 실질적으로 재래식 장에 대한 연구를 통해 쉽게 장을 만들 수 있는 방법이 개발되기 전에는 집에서 장을 담가 먹기가 어려운 것이 현실이다. 그래서 건강을 위해 2~3일 만에 발효시켜 먹을 수 있는 청국장을 적극 권장한다.

청국장

재료: 작두콩과 대두

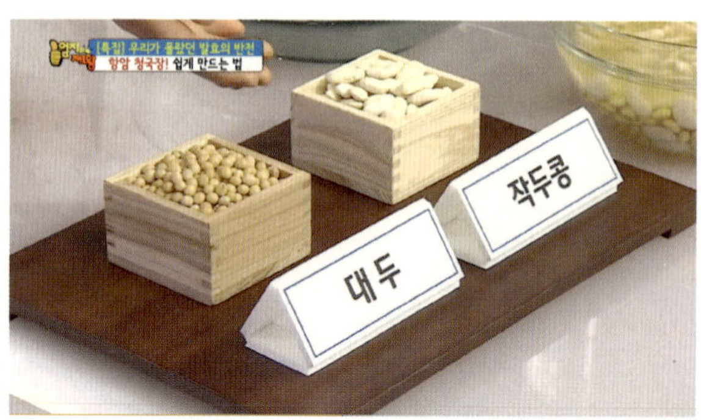

▶ 작두콩과 대두

대두는 메주를 만들 때 사용하는 콩이다. 콩 중에서 단백질 함량이 높다. 작두콩은 크기가 큰 것이 특징이다. 약성이 강하고 비타민, 단백질, 칼슘, 식이섬유가 포함되어 있다. 이 레시피는 작두콩을 쓰는 것이 비결이다. 작두콩은 여성호르몬과 유사한 효능이 있어 갱년기 질환을 예방하고 유방암, 골다공증에 효과가 있다.

[도전! 청국장 쉽게 만들기]

1. 마른 콩에 물을 부어 불린다.

마른 대두와 작두콩을 5 : 1의 비율로 섞는다. 날씨, 콩의 상태에 따라 불리는 시간이 다르므로 거품이 뜨는 것을 확인할 때까지 불리면 청국장을 만들 때 실패 확률이 줄어든다. 다 불면 깨끗이 씻어둔다. 콩을

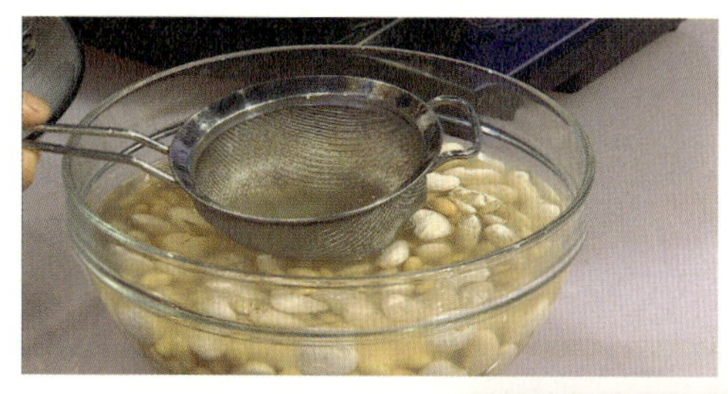

▶ 콩을 불린다.

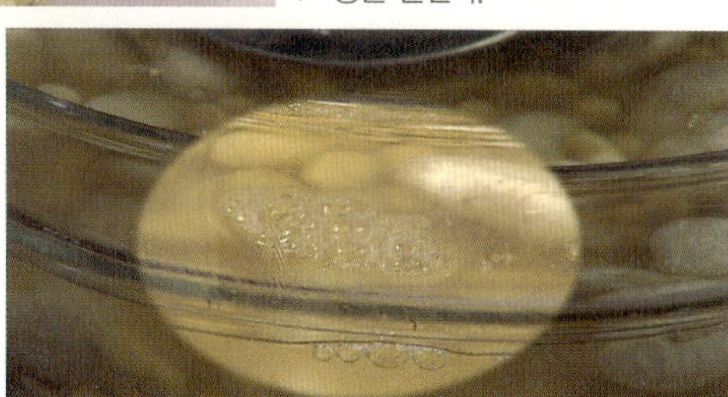

▶ 거품이 뜬 콩물

불리거나 찔 때, 뽕잎을 우려낸 물을 사용하면 당뇨병 환자에게 좋다.

2. 압력솥에 5∼7시간 찐다.

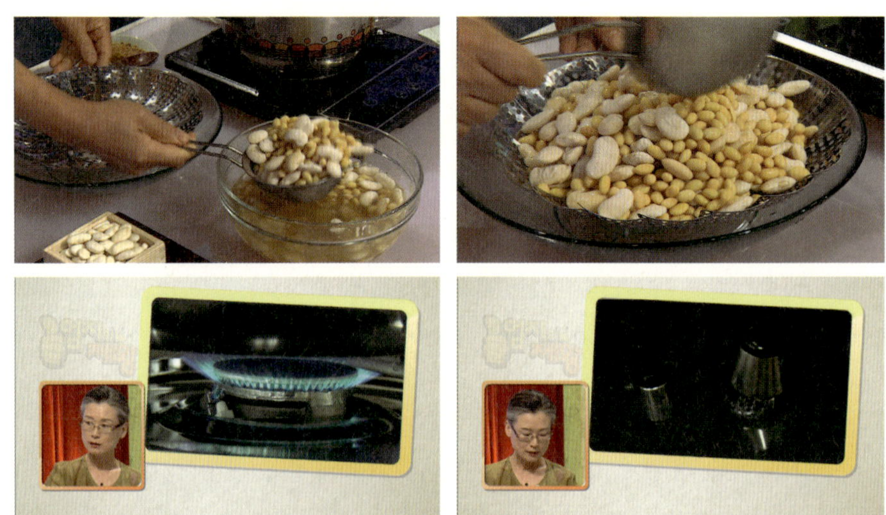

▶ 삼발이에 콩을 올린 후 5∼7시간 찐다.

온도 조절이 가능한 밥솥을 발효기로 사용하면 좋다. 구입하기 힘들다면 집에 있는 압력솥과 햇볕을 이용하면 된다. 잘 불린 콩을 솥에 찌면 되는데, 삶지 않고 찌는 이유는 콩이 가진 수용성 단백질을 파괴하지 않고 섭취하기 위해서다. 물을 콩이 잠기지 않도록 삼발이 다리까지 붓고, 깨끗한 천으로 불린 콩을 덮어 콩 껍질이 튀어 압력솥의 추를 막지 않도록 한다. 센 불로 끓인 후, 가장 약한 불로 줄여 5∼7시간 동안 찐다.

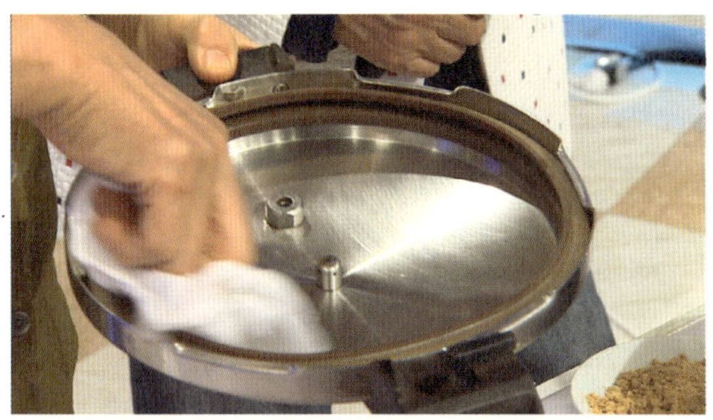

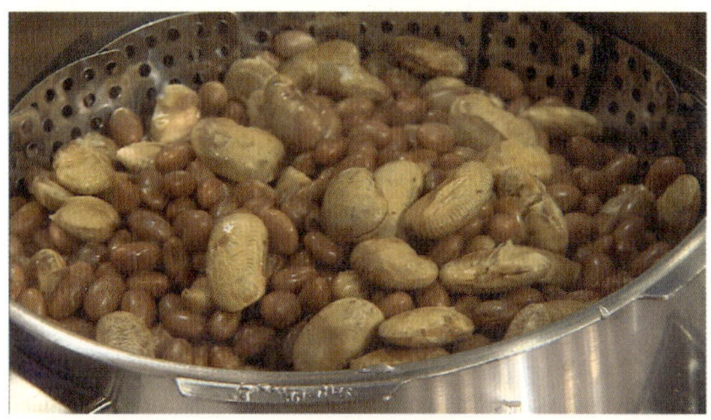

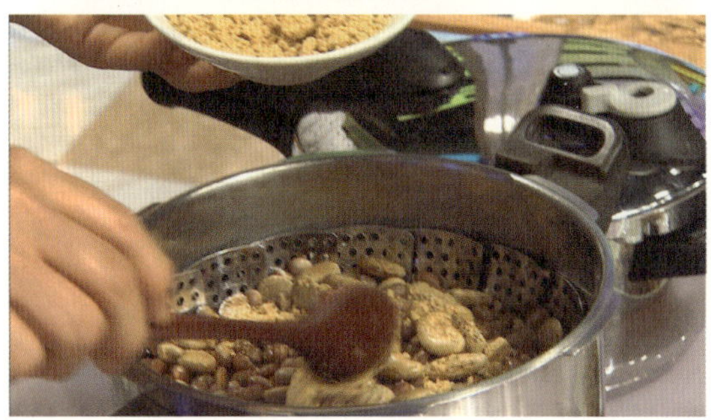

▶ 물기를 제거한 후 잘 쪄진 콩에 청국장가루를 넣는 모습

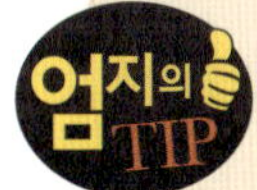

청국장가루를 사용하는 이유는 청국장가루가 전통 방식의 볏짚 역할을 해
주기 때문이다. 볏짚을 넣는 이유는 볏짚에 붙은 고초균을 모균으로 삼기
위해서인데, 도시에서 볏짚은 구하기 힘들고 농약 때문에 불안하다. 청국장
가루를 사서 쓰거나 만든 청국장을 말려서 청국장가루로 만들어두면 종균
으로 사용할 수 있다. 이때, 이틀을 띄우면 청국장 특유의 냄새가 덜 난다.

잘 쪄진 콩을 뭉친 곳이 없게 흔들어서 식힌다. 발효가 될 수 있는 온도가 중요한데, 39~40℃ 정도까지 콩을 식히면 좋다. 압력솥 안과 뚜껑에 있는 물기를 깨끗이 닦고 삼발이 아래의 물도 모두 제거한 후 다시 콩을 넣는다. 그런 다음, 청국장가루를 2큰술 넣어 섞는다.

4. 압력솥 뚜껑을 덮고 햇볕이 잘 드는 곳에 둔다.

압력솥 뚜껑을 완전히 닫고 집에서 햇볕이 가장 잘 드는 곳에 둔다. 이렇게 하면 압력솥의 내부 온도가 올라가고 가장 발효가 잘되는 온도가 된다. 때문에 습한 날씨에 만드는 것은 피하는 것이 좋다. 이렇게 3일 정도 햇볕에 두면 청국장이 완성된다. 겨울에는 40℃의 전기장판에 이불을 덮어 발효시킨다.

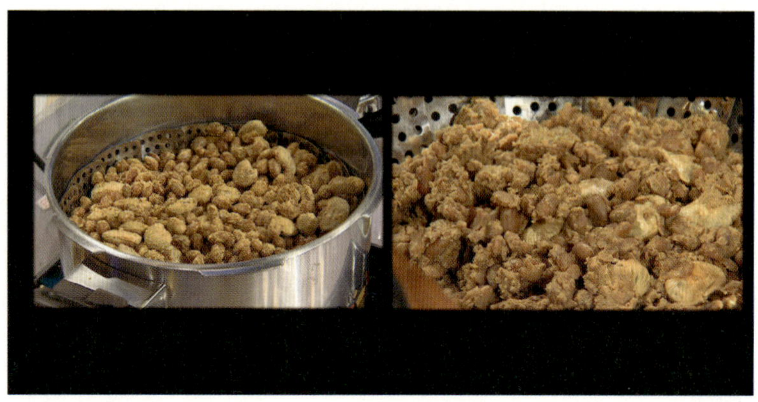

▶ 발효 전후 비교

집에서 청국장 만들기

1. 대두와 작두콩을 5 : 1 비율로 잘 찐다.
2. 찐 콩을 온도 39~40℃로 식힌다.
3. 식힌 콩에 청국장가루를 첨가한다.

청국장 보관법

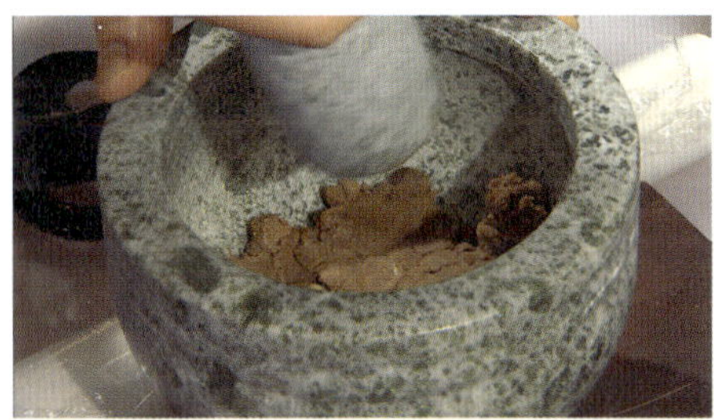

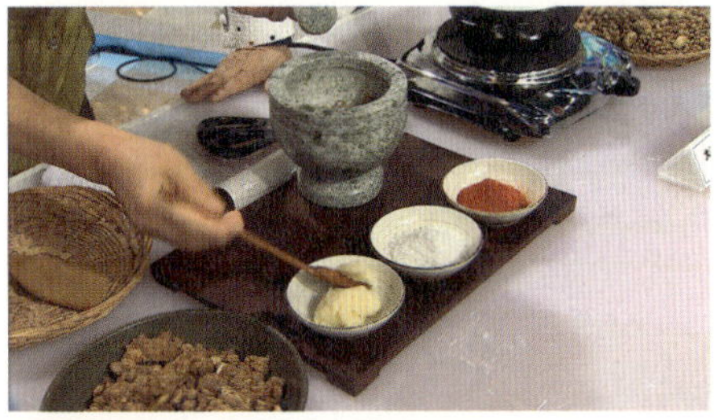

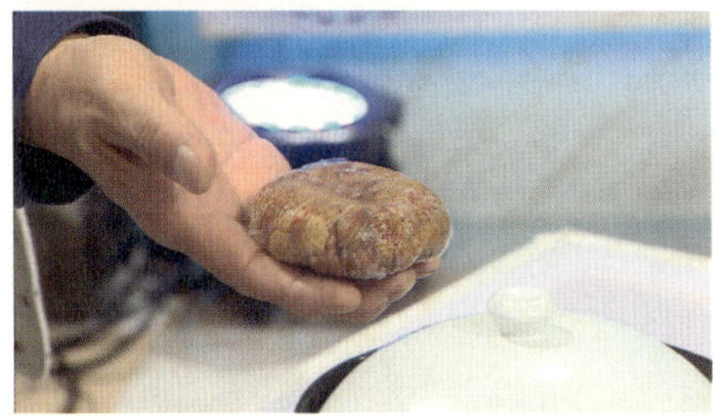

▶ 청국장을 보관하기 위한 과정

1. 완성된 청국장을 콩이 반으로 분리될 정도로 빻는다.

2. 먹을 때 양념하지 않아도 되게 약간의 간을 한다(소금, 마늘, 고춧가루를 소량 첨가한다).

3. 한 번 먹을 양을 랩으로 싸서 보관한다. 생청국장은 유효기간이 짧은 것이 단점이다. 냉장보관 시 10일, 장기 보관 시에는 냉동보관을 하는 것이 좋다.

천연식초

식초는 '기적의 물'이라고 불릴 정도로 그 효능이 뛰어나다. 보통의 경우는 천연식초 복용 후 피로 해소나 변비에 효과를 보는 경우가 많다. 6개월 이상 장기 복용을 하면 간 건강에 도움이 되며 2년 이상 꾸준히 마시면 피부미용에도 효과가 있다고 경험자들은 주장한다.

[막걸리식초 쉽게 만들기]

준비물: 생막걸리 1병, 유리병, 천, 고무줄, 모균

천연식초를 만들기 위해서는 막걸리가 필요하다. 직접 막걸리를 만들기는 쉽지 않으니, 쉽게 구할 수 있는 생막걸리를 이용해 천연식초 만드는 방법을 소개해본다. 시중에 파는 막걸리의 유통기한은 10일, 15일, 30일, 1년까지 다양하다. 막걸리는 생막걸리와 살균막걸리가 있는

데, 1년까지 보관이 가능한 막걸리는 살균막걸리다. 이때, 이름에 '생'

자가 붙어 있는 생막걸리를 구입하면 된다. 생막걸리의 유통기한은 10

일, 15일 정도로 짧은 것을 선택하는 것이 발효가 잘된다.

1. 생막걸리를 유리병에 반만 붓는다.

먼저, 깨끗하게 씻은 유리병에 막걸리를 반 정도 붓는다. 병은 입구

가 좁은 것이 좋다.

2. 병의 남은 공간의 반 정도에 모균을 담는다.

막걸리와 모균의 비율이 2 : 1 정도면 성공률이 95% 이상 된다. 모균

은, 이미 완성된 천연식초를 말한다. 전통 방법으로 발효시킨 천연

식초를 구해서 이를 모균으로 삼아 번식을 시키는 것이다.

3. 병 입구를 막아 공기가 잘 통하고 그늘진 곳에 둔다.

천으로 병 입구를 막아 공기가 잘 통하고 그늘진 곳에 둔다. 햇빛이

안 닿는 그늘진 곳에 두는 것이 중요하다. 온도는 23~30℃ 정도로

약간 따뜻하거나 조금 덥다고 느껴질 정도가 발효가 잘 일어난다.

4. 하루에 한 번 병을 흔들며 한 달 정도 숙성하면 완성된다.

초산을 발효하다 보면 위에 초막이 끼는 것을 볼 수 있다. 산소가 고

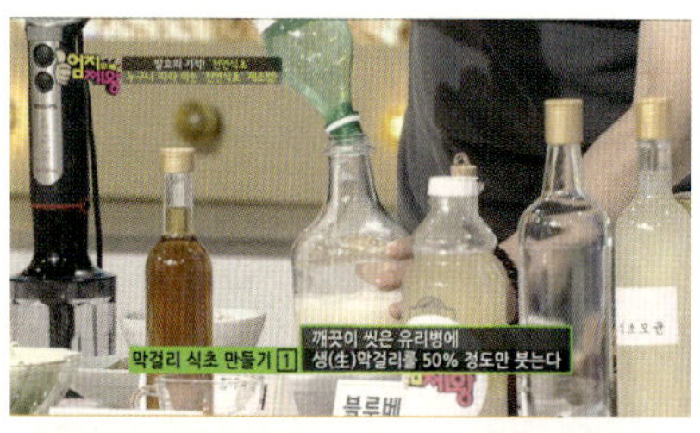

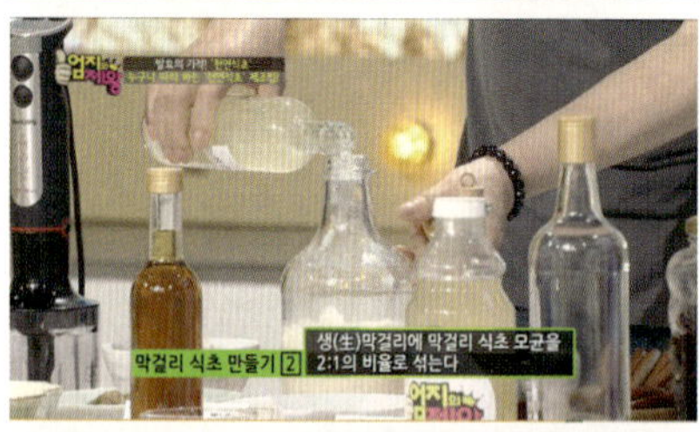

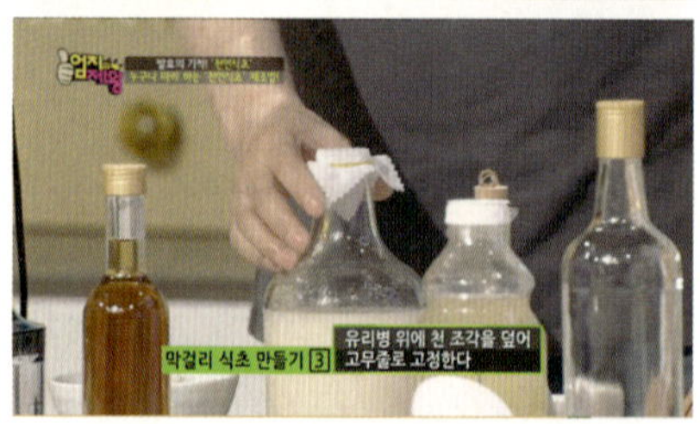

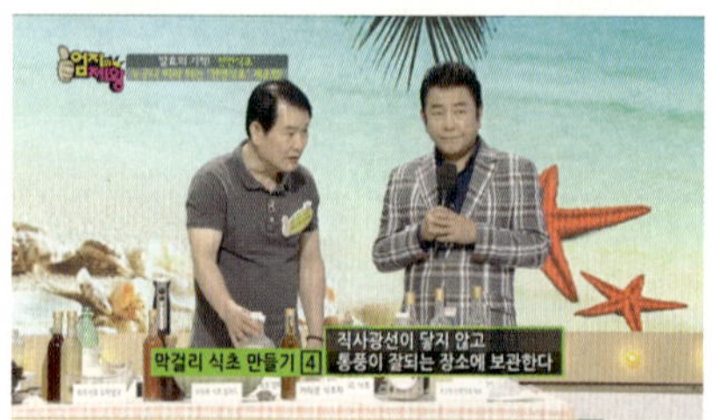

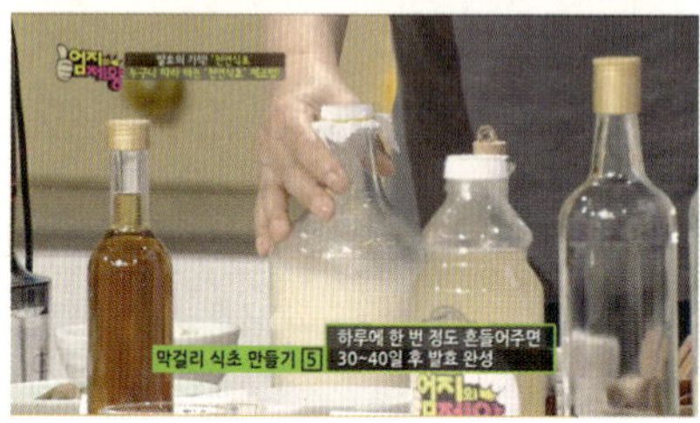

▶ 막걸리식초 만드는 과정

루 들어갈 수 있게 초막을 제거하기 위해서 하루에 한 번 흔들어주면 된다. 20~30일 정도 지나면 살짝 열어 맛을 보는데, 목이 콱 막히는 정도의 느낌이 들면 산도 4.5~5% 정도로 천연식초가 만들어진 것이다.

30일 지난 막걸리식초는 찌꺼기가 가라앉아 있고 위에 맑은 부분이 생긴다. 맑은 부분을 3분의 2 정도 따라내어 천연식초로 사용하고, 남은 찌꺼기에 막걸리를 3분의 1 정도 넣어서 발효시키면 또 천연식초가 된다. 발효 후 남은 찌꺼기를 모균으로 활용할 수 있다는 뜻이다.

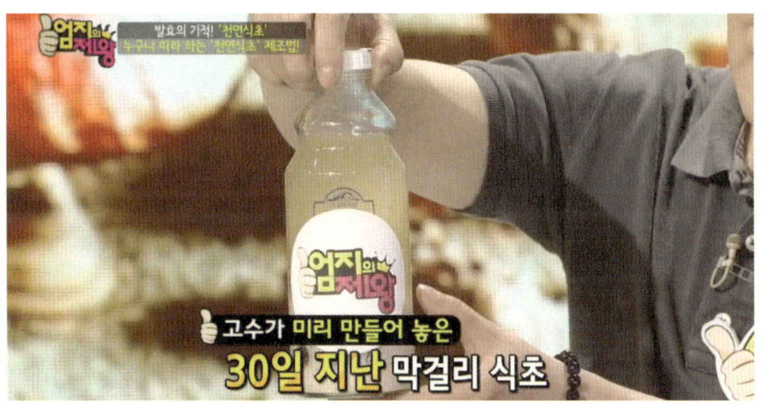

▶ 30일 지난 막걸리식초

Q1 ● 천연식초 만들기, 실패했다면 이유가 뭘까?

1. 발효가 끝날 때까지 광목천을 가능한 열지 말아야 한다. 이유는 잡균의 번식을 막기 위해서다. 또한, 병을 흔들어주어야 하는데, 막대기로 저어주는 경우가 간혹 있다. 이때는 막대기를 반드시 살균한 후 사용해야 잡균이 들어가는 것을 막을 수 있다.

2. 입구가 좁은 병을 선택하는 것이 좋다. 입구가 넓으면 공기가 너무 많이 들어가서 과발효가 일어난다. 식초가 되는 듯하다가 물처럼 다시 싱거워지는데, 다시 모균을 넣어 살려볼 수는 있지만 쿰쿰한 냄새가 나고 결국 버리게 되는 경우가 많다.

3. 절대 밀봉하면 안 된다. 식초는 산소가 없으면 발효가 일어날 수 없다.

4. 발효 후 숙성단계에 들어가면 뚜껑을 느슨히 닫아 보관한다.

Q2 ● 식초 만들기가 성공한 건지, 실패한 건지 중간에 확인하는 방법이 있을까?

∴ 잡균이 들어가면 산패가 되면서 산막(뜸팡이)이 끼게 된다. 초보자는 초막과 산막을 구별하기 어려운데, 구별이 어려울 때는 흔들어보면 된다. 흩어져서 가라앉으면 초막, 흩어졌다가 5분 이

내에 다시 끼면 산막이다. 산막은 흰곰팡이로, 걷어내더라도 다음 날 보면 다시 생긴다. 결국 실패한 것이므로 버려야 한다.

효소 찌꺼기로 천연식초 만들기

최근 효소를 담그는 사람들이 많아졌다. 대부분의 경우 1차 발효가 끝나고 찌꺼기를 건진 후 2차 발효를 하는데, 이때 걸러낸 찌꺼기를 이용해 식초를 만드는 방법이 있어 소개한다.

[블루베리식초 만들기]

1. 블루베리효소를 거르고 난 찌꺼기에 생수를 잠길 정도로 붓는다.

2. 모균을 넣고 입구를 막아 10일간 발효시킨다.

부은 생수 양의 30% 정도 되는 모균을 넣는다. 즉, 이미 완성된 천연식초를 넣고 열흘 정도 발효시킨다. 입구가 좁은 병을 천으로 덮고 고무줄로 봉해서 햇빛이 닿지 않는 따뜻한 곳에 두면 된다. 하루에 한 번 병을 흔들어주어야 한다.

3. 10일 뒤 걸러서 건더기는 버리고 50일 정도 발효시킨다.

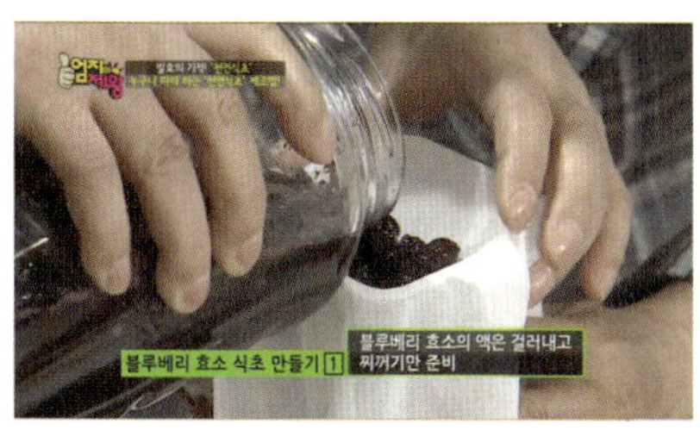

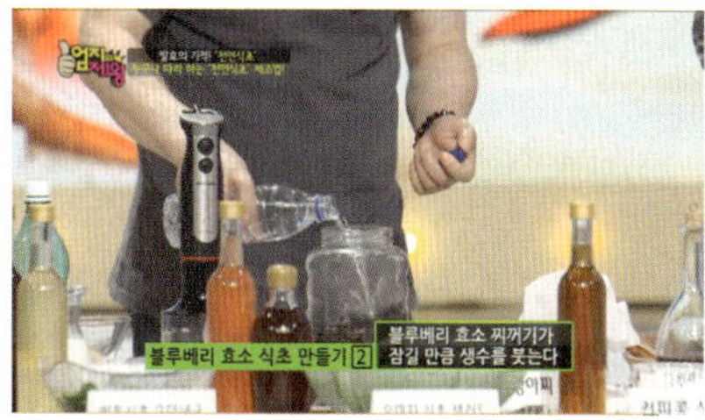

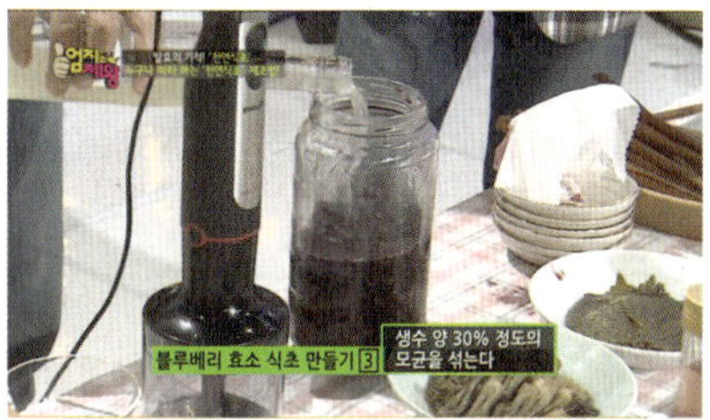

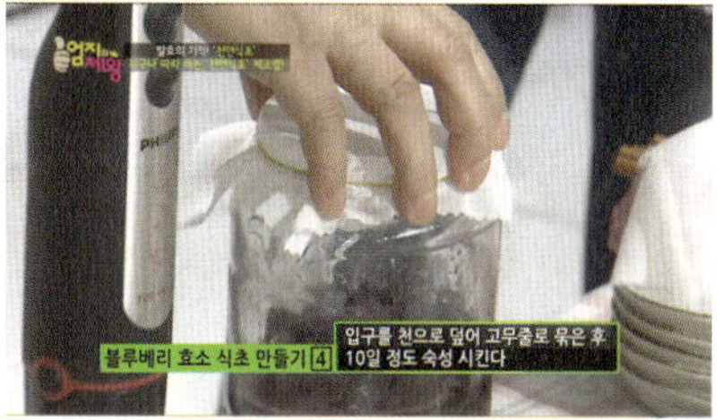

▶ 블루베리식초 만드는 과정

천연식초, 이렇게 먹자!

천연식초를 음식에 곁들여 더욱 다양하게 섭취할 수 있는 방법을 소개한다. 일상에서 좀 더 쉽게 건강을 챙길 수 있는 천연식초 활용법을 알아보자.

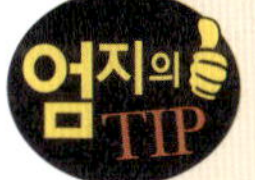

효소? 식초?

당분이 적은 상태로 발효되면 식초, 당분이 많은 상태로 발효되면 효소가 되는 것이다. 효소를 처음 만들 때부터 설탕을 너무 많이 넣지 않아야 효소도 좋아지고 식초를 만들기도 좋다. 당분이 적어서 식초가 되면, 식초의 아세트산이 당분과 결합하여 에너지가 생성되어 피로회복에 도움을 준다.

천연식초를 이용해 상큼한 샐러드드레싱을 만들면 좋다. 방법은 간단하다. 오미자식초, 오미자효소, 올리브오일, 마늘을 섞기만 하면 된다. 비율은 각자 입맛에 맞춘다.

[오미자식초 드레싱 만들기]

1. 오미자식초와 오미자효소를 1 : 1로 섞는다.

2. 올리브오일과 마늘을 적당량 넣고 섞는다.

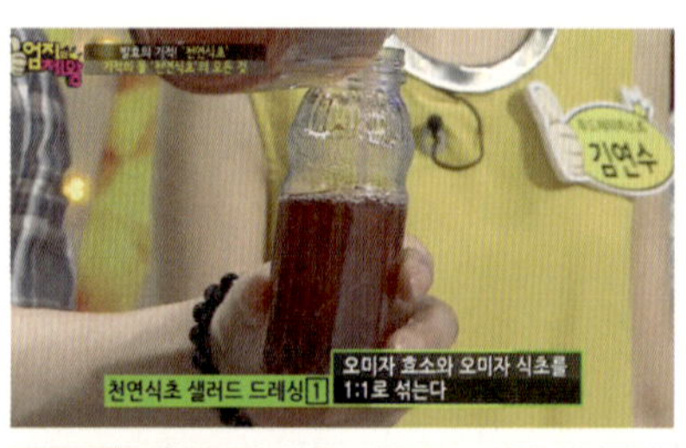

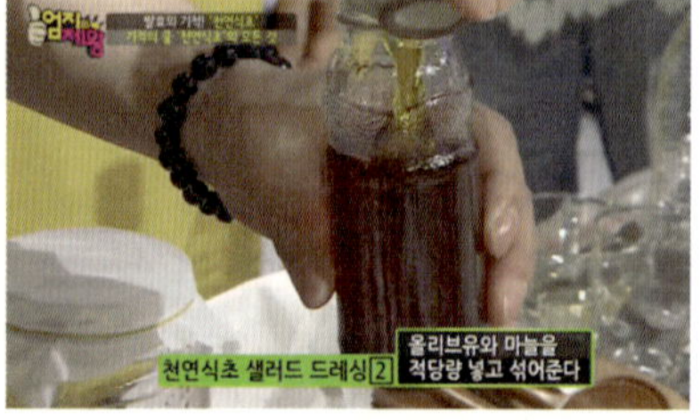

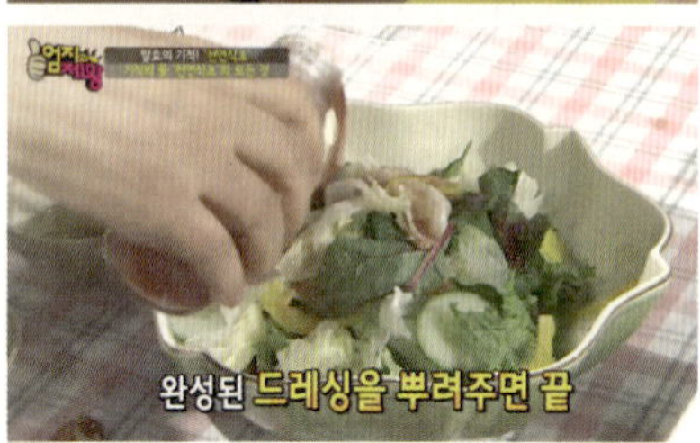

▶ 오미자식초 드레싱 만드는 과정

천연식초를 콩과 발효시켜 초콩을 만들어 먹어도 좋다. 초콩을 만들어 우유와 함께 갈아 마시면 초콩 요거트가 되는데, 우유에 칼슘이 많아서 초콩과 함께 갈면 응고가 되어 칼슘 흡수율을 높여준다.

[초콩 요거트 만들기]

1. 서리태나 쥐눈이콩 200g 정도를 물에 씻어서 프라이팬에 살짝 물기가 마르도록 볶아 식힌다.

2. 막걸리식초나 천연식초 500ml를 부어 7~10일 숙성시키면 초콩이 만들어진다.

3. 초콩을 우유에 넣고 믹서에 갈아서 마신다.

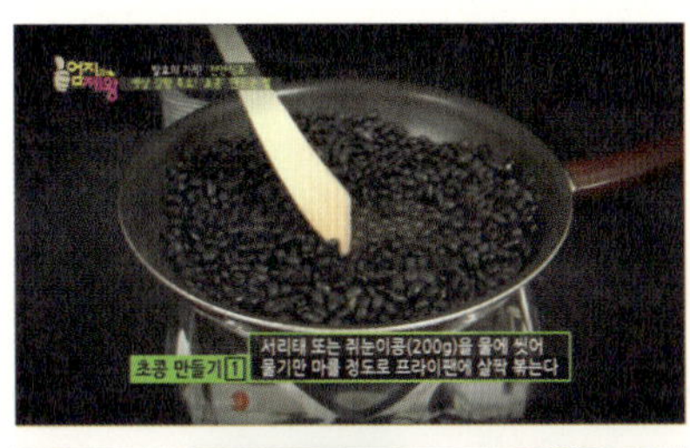

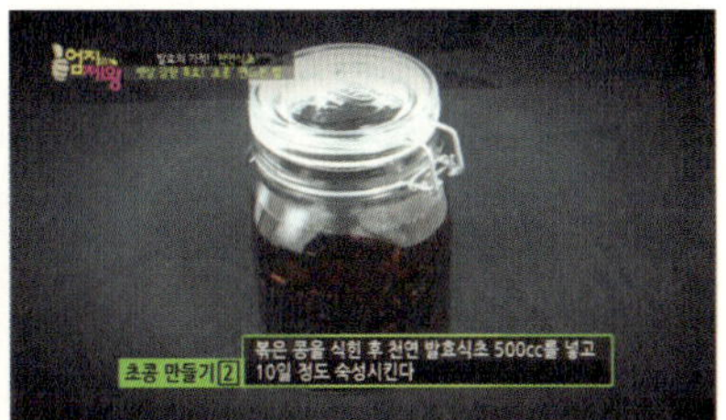

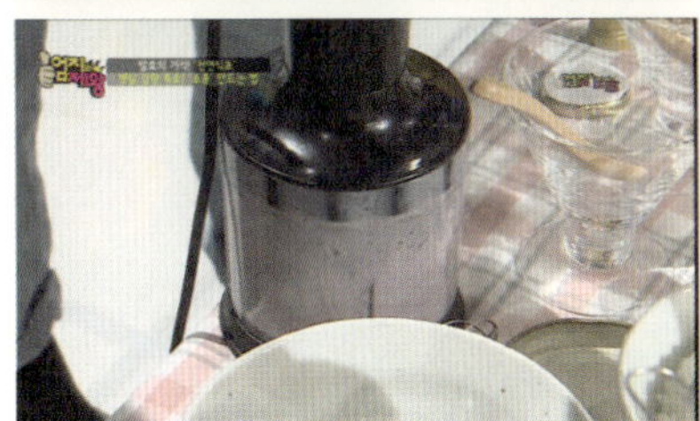

▶ 초콩 요거트 만드는 과정

요즘 현대인들의 가장 큰 문제점 중 하나가 소화가 안 된다는 것이다. 소화의 첫 번째는 위산인데, 식초는 체내에서 위산과 같이 소화를 돕는 작용을 한다. 그렇기 때문에 각종 유기산이 포함된 천연식초를 소량 희석하여 장기간 복용하면 소화기능 개선에 도움이 된다.

초 란

요즘 초란에 대한 관심이 많은데, 천연식초를 이용하면 쉽게 초란을 만들 수 있다.

[초란 만들기]

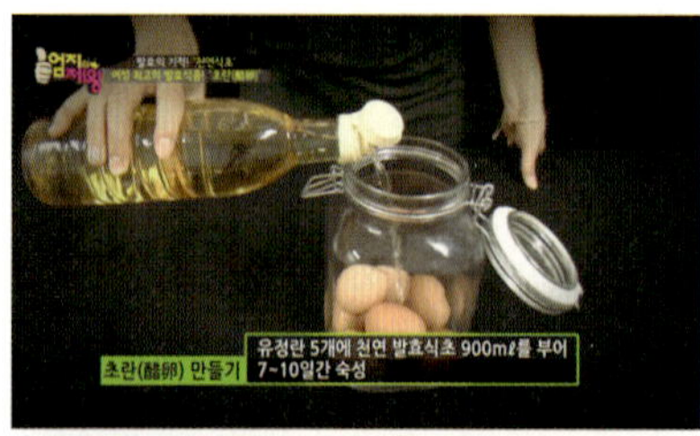

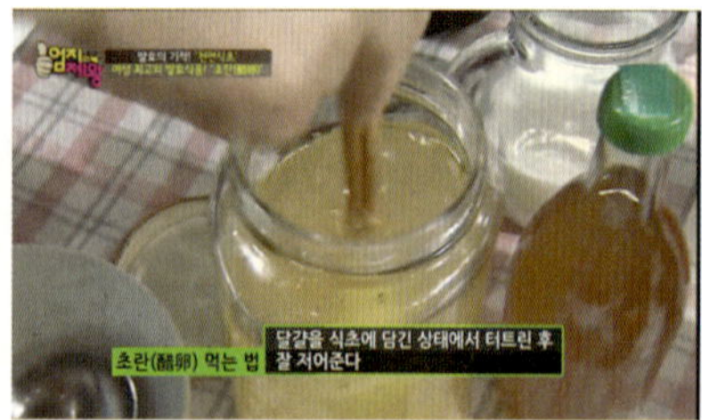

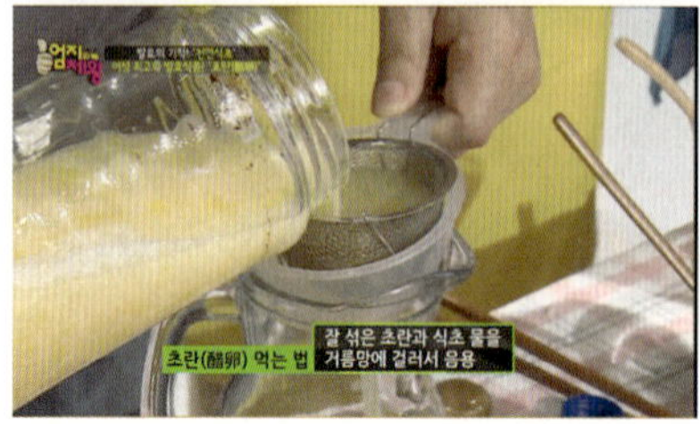

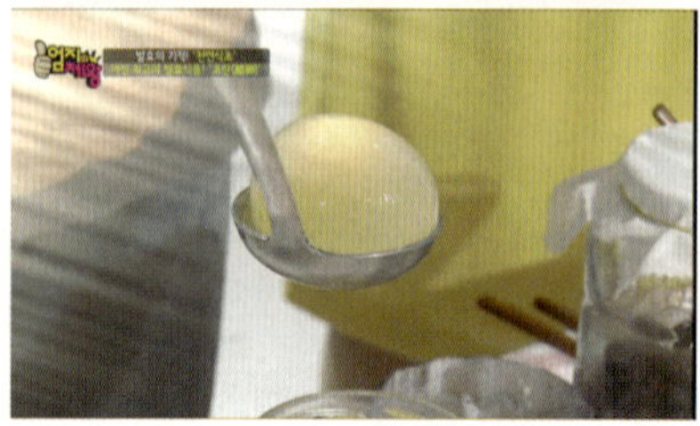

▶ 초란 만드는 과정

1. 유정란 5개를 씻어서 유리병에 넣고 천연식초를 900ml 정도 붓는다. 7~10일 정도 두면 식초에 껍데기가 녹고 막만 남아 투명해진다.

2. 달걀을 식초에 담겨 있는 상태로 터뜨린 후 노른자가 터질 때까지 잘 저어준다.

3. 막이나 불순물을 걸러서 반드시 냉장 보관한다. 냉장보관 후 15일 이내에 먹는 것이 좋다.

초란의 맛은 쓴맛과 비린 맛이 섞여 있는데, 소주잔으로 한 잔씩 아침, 점심, 저녁으로 복용하면 된다. 쉽게 마시려면, 초란 : 매실액 : 물의 비율을 1 : 1 : 3으로 섞어 식후 한 잔씩 마시면 된다. 꾸준히 복용하면 건강에 효과를 볼 수 있다.

발효액

내 몸을 건강하게 지키는 차연치유력의 중심에는 유산균이 있고, 나이가 들수록 줄어드는 유산균을 보충하기 위해서는 반드시 발효음식을 섭취해야 한다. 한 번 만들어놓으면 가장 쉽고 편하게 먹을 수 있는 발효음식이 발효액이다. 이런 발효액, 건강에 정말 좋을까?

발효액은 원재료가 가지고 있는 효능을 100% 활용할 수 있다는 장점이 있다. 최근, 시중에 발효액이 '효소'라는 이름을 잘못 사용하면서 혼란이 생겼는데, '발효액'으로 기억하면 된다. 즉, 매실효소는 잊고 매실발효액만 기억하면 된다는 것이다. 또, 다양한 장점 때문에 시판되는 발효액은 넘쳐나지만 과연 믿고 먹을 수 있는 것일까 한 번쯤 의심해보았을 것이다. 그렇기 때문에 직접 만들어 먹는 것이 가장 안전하고 정확한 방법이라는 것을 기억하자.

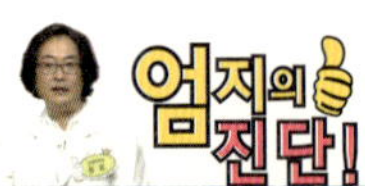

우호 원장님_ 한의사, 동국대학교 한의과대학 졸업

└, 그렇다! 발효액의 장점은 많다!

1. 각 재료의 영양성분을 흡수, 촉진시킨다. 발효에 의해 재료의 흡수율이 상승하고, 각종 영양소 흡수가 70~80%까지 상승한다.
2. 미생물이 활성화된다. 모든 미생물이 살아서 장까지 가는 것은 아니다. 발효를 통해 생성된 박테리오신은 위암을 유발하는 헬리코박터균을 억제하고, 장에 있는 유익균의 먹이가 되어 유익균을 증식시킨다.
3. 발효액은 우리가 먹는 모든 음식에 잘 어울리며, 설탕 대신 사용한다면 음식의 맛도 살리고 건강에도 유익하게 활용할 수 있다는 장점이 있다.

Q1 ● 발효액에 설탕을 많이 쓴다. 과연 몸에 좋을까?

　　　문제 되지 않는다.

가정에서 설탕을 이용한 발효액을 만들 때, 재료와 설탕의 비율을 동일(1:1)하게 하고 발효 과정에서 뒤집거나 저어주는 일련의 공정을 생략하거나 방치하여 설탕물처럼 만들어진 발효액을 종종 볼 수 있다. 하지만 발효를 이용하여 질병을 예방하거나 치료하는 목적으로 사용하는 경우, 이렇게 설탕을 많이 사용하지는 않는다.

또한, 발효액을 복용할 때 물과 희석하는데 이때 물의 비율에 따라 발효해독수의 당 비율은 현저히 떨어지게 된다. 예를 들면, 원액과 물의 비율이 1 : 3이면 당도는 사과의 당도와 유사할 정도다. 즉, 발효 원액의 당도가 높다 하더라도 물과 혼합하여 복용하는 경우 당분 농도는 문제가 되지 않는다.

Q2 ● 건강을 위해 흑설탕을 쓰는 게 좋다는 데, 정말 흑설탕이나 황설탕으로 발효액을 만드는 것이 더 나을까?

　　　황 · 백 · 흑설탕의 종류는 무관하다.

황 · 흑설탕의 경우 결과물의 색이 달라질 수 있기 때문에 발효

원재료의 색을 중시한다면 백설탕을 사용하면 된다. 또, 국내에서 생산된 황설탕과 흑설탕은 백설탕에 캐러멜 색소를 넣은 것이기 때문에 오히려 백설탕을 쓰는 것이 효능 면에서 더 낫다고할 수 있다.

Q3 설탕은 얼마나 넣어야 하나?

설탕의 양은 효능에 영향을 미치지 않는다.

설탕을 적게 넣든 많이 넣든 발효액의 효능에는 큰 차이가 없다. 설탕의 양이 중요한 것이 아니라, 온도의 유지 및 보관 기간이 중요하다. 설탕을 30% 정도로 적게 넣었을 경우에는 적정 온도를 잘 맞추며 자주 섞어주어야 한다. 그리고 설탕이 적으면 알코올로 변하기 쉽기 때문에 먹을 수 있는 기간이 짧아진다는 것을 알고 만들면 된다.

 산삼발효액

〈엄지의 제왕〉에서 약이 되는 3대 발효액을 꼽아보았다. 1위 매실발효액, 2위 마늘생강발효액, 3위 산삼발효액이 그것이다. 각 발효액이 어떻게 몸에 좋은 보약이 되는지 3위부터 살펴보자.

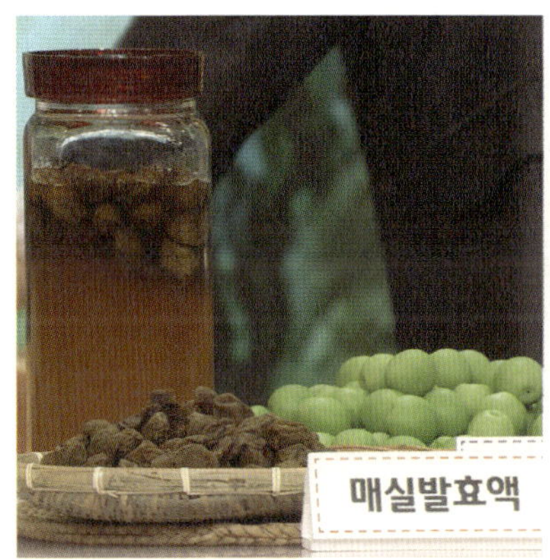

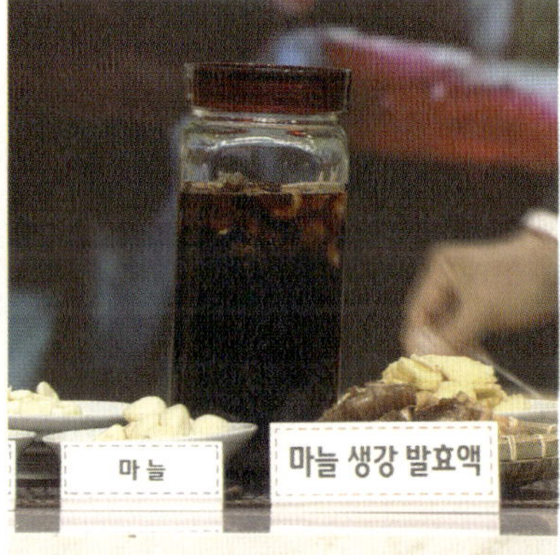

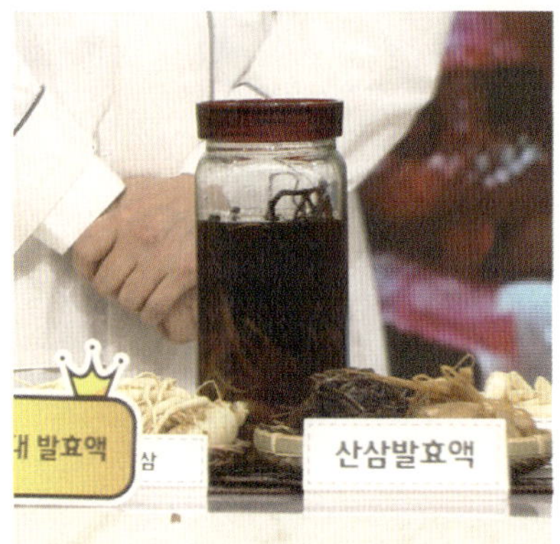

▶ 약이 되는 3대 발효액

비싼 산삼으로 어떻게 발효액을 만들 수 있을까? 산삼발효액은 진짜 산삼으로 만든 것이 아니라, 산삼과 같은 효과를 낼 수 있는 발효액을

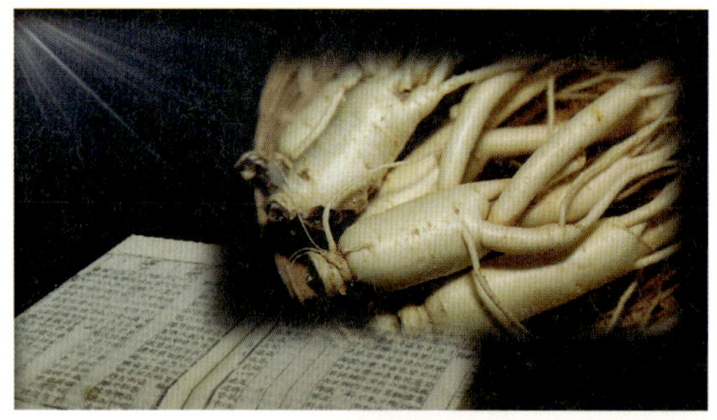

▶ 인삼

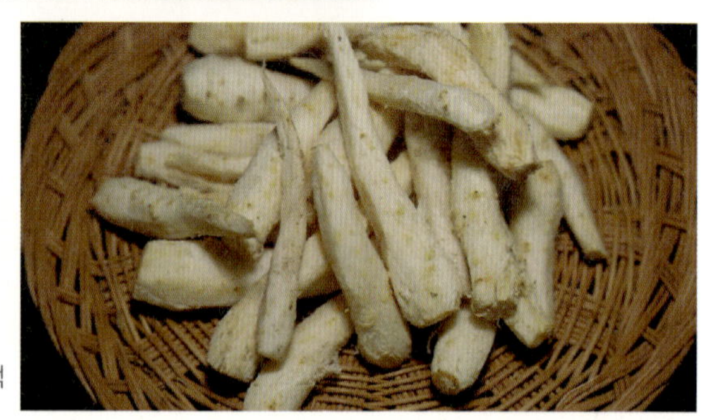

▶ 더덕

말한다. 산삼이 뛰어난 효능을 보이는 건 사포닌 덕분인데, 그냥 먹었을 때는 흡수율이 높지 않다. 인삼과 더덕을 섞어 혼합 발효액을 만들면 고농축 사포닌이 추출되어 산삼을 먹는 것과 같은 효능을 낸다.

인삼은 〈본초학〉 보양편에 보면, 폐와 비위를 튼튼하게 하며 원기를 보충한다고 되어 있다. 또한, 더덕은 폐, 기관지를 청소하고 진액을 생성하여 오래된 기침, 염증에 효과적이다.

간혹 인삼이 맞지 않는다고 하는 사람들도 있는데, 이는 인삼이 가지고 있는 열 성분으로 인해 열성 체질이 안 받는다는 것이다. 겨울에 얼음물을 마신다면 열이 많은 열성 체질로 볼 수 있다. 그 외에는 대부분 인삼이 잘 맞는다고 생각하면 된다. 또, 열성 체질이라 하더라도 체력이 떨어지면 인삼의 효과를 볼 수 있는 경우가 많다.

그리고 찬 성질을 가진 더덕과 따뜻한 성질을 가진 인삼을 함께 발효시키면 중화가 되어 체질에 상관없이 섭취가 용이하다는 장점이 있다.

[산삼발효액 만들기]

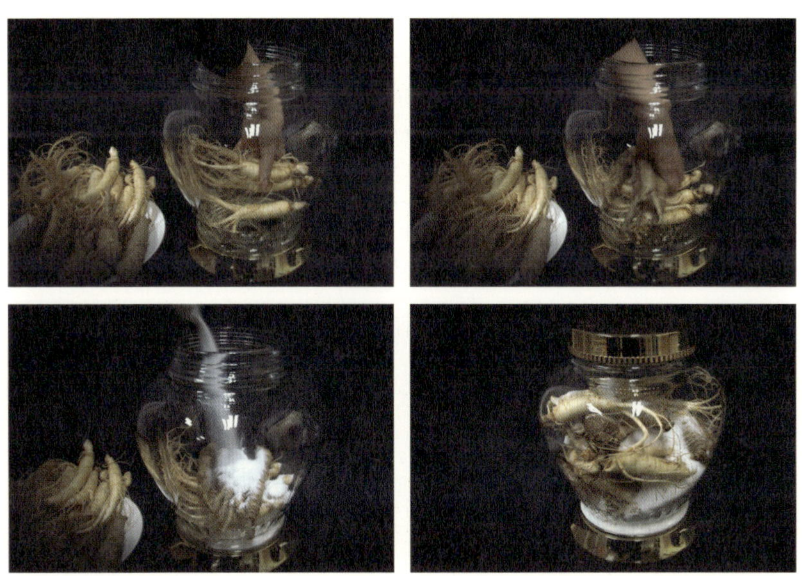

▶ 산삼발효액 만드는 과정

1. 인삼 2 : 더덕 1의 비율로 유리병에 담는다.

이때, 인삼과 더덕은 잘게 썰어 넣어야 좋은 성분이 더 많이 추출된다.

수분이 없는 재료이기 때문에 열매로 만들 때보다는 설탕을 조금 더 넣어야 한다.

재료 전체의 30~50% 정도 진액이 나오면 뒤집어서 섞어준다. 병 바닥에 설탕이 남아 있지 않게 이틀에 한 번씩 섞어주는 것이 중요하다.

온도에 따라 발효기간이 다르지만, 발효가 시작되면 거품이 일어난다. 이때는 뚜껑을 열어 거품을 빼주어야 한다. 약 한 달 정도면 발효가 된다.

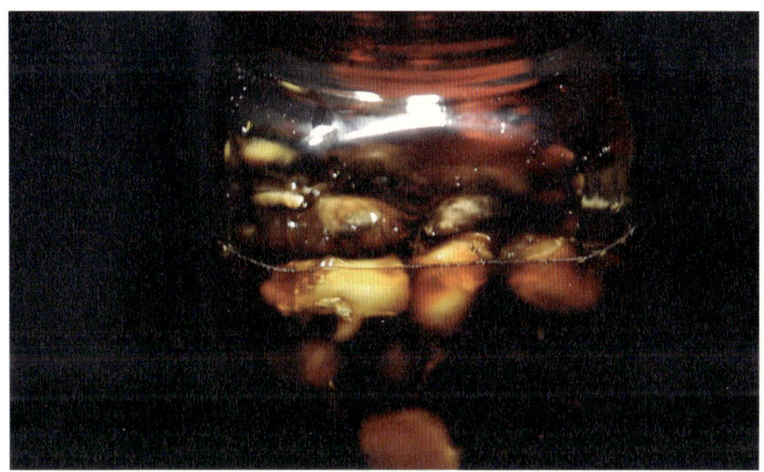

▶ 마늘생강발효액

발효액을 만들 때 꼭 귀한 재료로만 만들려는 경우가 많다. 하지만 발효액 재료를 선정할 때 고려해야 할 점은, 첫 번째가 효과, 두 번째가 안정성, 세 번째가 경제성, 네 번째가 접근성으로 구매가 용이해야 한다는 점이다. 그래서 마늘이나 생강처럼 우리 주변에서 구하기 쉽고 가격도 싸면서 효능이 뛰어난 재료로 만드는 것이 더 좋다. 마늘은 자양강장에 최고의 재료이고, 생강은 피를 맑게 하고 목에 염증이 난 경우에 굉장히 즉각적인 효과를 나타내는 고마운 재료다.

[마늘생강발효액 만들기]

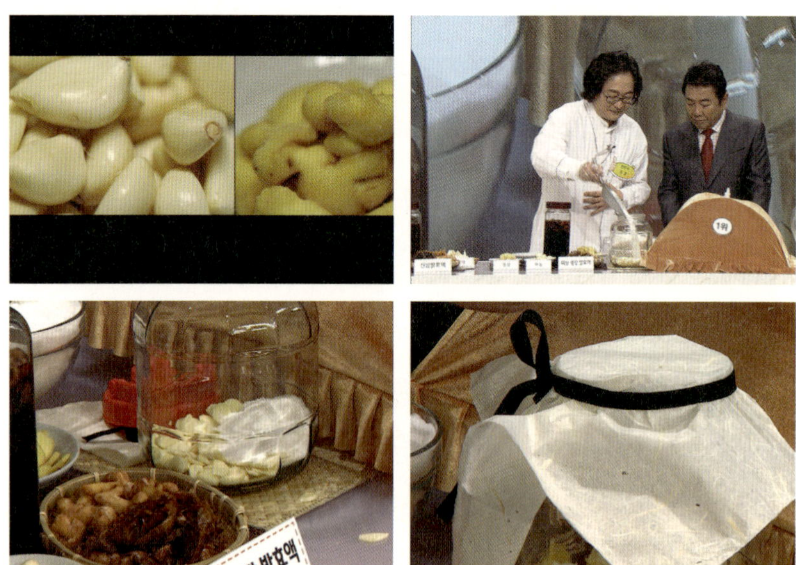

▶ 마늘생강발효액 만드는 과정

1. 마늘과 생강을 잘 씻은 후 잘라둔다.

마늘과 생강은 1 : 1 비율로 준비한다. 물론, 2가지의 비율은 취향에 따라 바꿀 수 있다. 마늘과 생강을 잘 씻어 물기를 뺀다. 이때, 생강의 껍질에 흙이나 곰팡이 같은 것이 없도록 잘 씻고 좋은 유효 성분이 잘 우러나도록 반 토막 내는 것이 좋다.

2. 재료의 0.5배 정도 설탕을 배합한다.

마늘과 생강이 수분이 많은 편이 아니므로 재료의 2분의 1 정도의 양으로 설탕을 넣는다. 마늘을 먼저 평평하게 넣고, 설탕을 넣은 후 다시 생강을 넣고 마지막에는 설탕으로 덮어준다. 이렇게 하는 이유는 잡균이 침범하는 것을 막기 위해서다.

공기가 통하고 먼지가 들어가지 않을 정도로만 입구를 닫아서 햇빛이 닿지 않는 곳에 둔다. 전통적인 방법은 한지를 이용해서 덮는 것인데, 뚜껑이 있는 경우는 헐겁게 덮어두면 된다. 공기가 통한다는 의미는 밖에 있는 공기가 안으로 들어가는 것이 아니라, 발효 과정에서 나오는 가스가 밖으로 배출되게 하는 것이다.

가장 중요한 것이 뒤집는 것이다. 2일마다 뚜껑을 열어서 섞어준다. 가라앉은 설탕의 양이 점점 줄어들다가 언젠가부터 안 보이게 되는데, 이는 발효균들이 설탕을 먹이로 삼아 발효가 되기 때문이다.

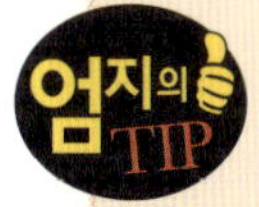

마늘생강발효액은 어떤 사람에게 좋을까?

마늘은 천연 방부제, 천연 항생제, 정력제다. 또, 생강은 염증을 치유하고 혈관을 확장하여 혈액순환에 도움을 준다. 그래서 마늘생강발효액은 손발 냉증 등이 있는 사람이 섭취하면 몸을 따뜻하게 하는 데 효과가 있다.

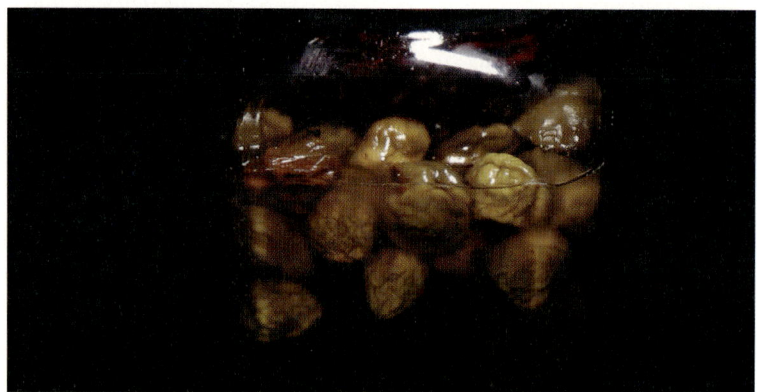

▶ 매실발효액

매실발효액은 가정상비약으로 쓸 만큼 효능이 뛰어나다. 영양학적으로 사과산, 구연산, 호박산 등의 유기산이 5%가량 들어 있어 신맛이 강하고 피로회복과 식욕 촉진에 효과가 있다. 한의학적으로는 수렴작용을 통해 기운을 올리고, 혈관을 수축시켜 출혈을 멈추고, 기침을 잡아주며 간 해독작용을 한다.

무엇보다 매실발효액은 모든 음식에 양념으로 넣을 수 있다는 장점

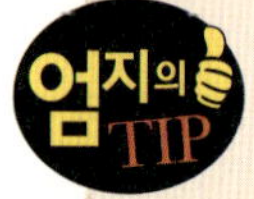

발효되지 않은 청매실에는 독성이 있다?

매실 속 아미그달린(비타민B_{17}) 성분에는 독성물질이 있다. 매실의 독성 성분은 매실과 설탕을 1 : 1로 두고 방치했을 때, 3개월이면 사라진다.

이 있다. 맛도 좋고 향도 좋아서, 음식도 맛있게 하면서 좋은 유산균도 섭취할 수 있다는 것이 최고의 장점이다. 예를 들면, 매실발효액은 소화에 좋아 고기 양념에 쓰면 좋다. 또한, 새콤달콤한 양념을 만들 때 설탕 대신 사용하거나 샐러드를 먹을 때 살짝 뿌려 먹으면 좋다.

[매실발효액 만들기]

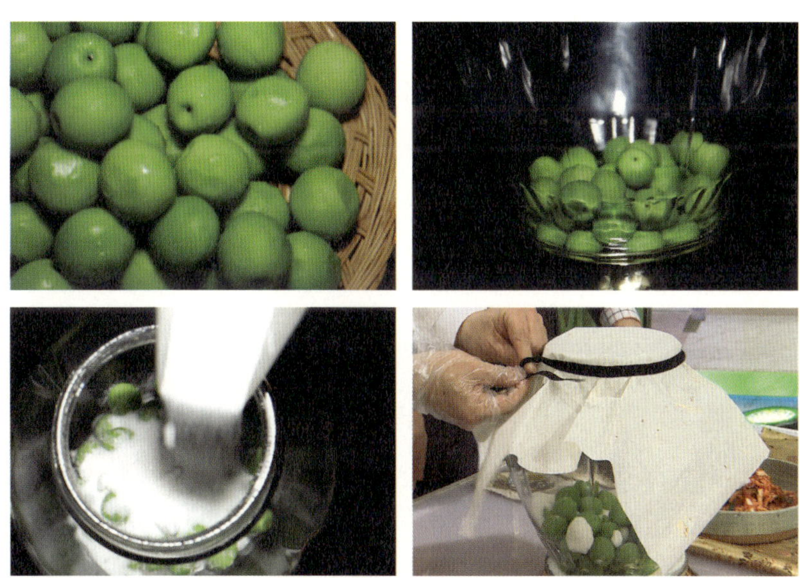

▶ 매실발효액 만드는 과정

1. 매실을 깨끗이 씻는다.

매실은 혹시 남아 있을지 모를 농약이나 불순물을 제거하기 위해 흐르는 물에 깨끗이 씻는다. 농약은 95%가 흐르는 물에 씻으면 제거된다. 또한, 반드시 꼭지를 떼어내 남아 있을지 모르는 농약이나 불순물을 예방한다. 물기를 빼기 위해 채반에 담아놓고, 물기가 약간 남아 있는 정도로 말리는 것이 미생물 활동성이 좋다.

2. 매실과 설탕을 7 : 3의 비율로 넣어 섞는다.

매실을 용기에 70% 정도로 담는다. 매실과 설탕을 켜켜이 담는다. 설탕은 매실 양의 3분의 1만 넣어도 충분하다. 매실과 설탕을 넣은 후 잘 섞어주면 발효에 도움이 된다.

3. 바람이 통하는 뚜껑을 덮어 보관한다.

발효 과정에서 공기가 통해야 하기 때문에 천과 고무줄을 이용해 먼지가 들어가지 않게 덮거나, 뚜껑을 한 바퀴만 살짝 돌려 닫은 후에 직사광선이 닿지 않는 그늘에 둔다. 빛이 닿으면 균이 죽을 수 있으니 그늘진 뒷베란다 같은 곳이 좋다.

4. 2~4일 후에 잘 섞어주면서 설탕이 남아 있나 확인한다.

이틀 정도 지난 후 거품이 발생하기 시작하면 잘 섞어준다. 거품이 사라지고 설탕이 안 보일 때까지 이틀에 한 번씩 자주 섞어주면 2~3주 정도면 1차 발효가 완성된다. 매실을 따로 건져내서 차나 장아찌 등으로 활용한다.

한 달 정도면 거의 숙성이 끝난다. 1차 발효 후 매실을 건져내고 난 뒤 2차 발효 시에는 완전 밀봉을 한다. 2~3일 간격으로 뚜껑을 한 번씩 열어두다가 가스가 더 이상 생기지 않으면 닫아서 보관한다.

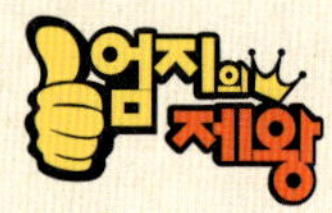

Q1 ● 1차 발효가 잘 되었는지 확인하는 방법이 있나?

⋮⋯目 그렇다.

발효액을 떠서 높은 곳에서 떨어뜨려본다. 이때, 거품이 생겼다가 빨리 사라지면 발효가 된 것이다. 거품이 부글거리면서 꺼지는 속도가 느리면 아직 발효가 진행 중이라고 생각하면 된다.

Q2 ● 매실 발효는 1차가 3개월 정도 걸린다고 하는데?

⋮⋯目 아니다.

설탕을 많이 넣으면 발효가 천천히 진행되기 때문에 오래 걸리는 것이다. 설탕의 양을 3분의 1로 줄이면 발효기간도 3분의 1로 줄어든다.

Q3 ● 오래된 발효액이 더 좋을까?

⋮⋯目 아니다.

건지를 건져낸 후 2차 발효를 시키면 맛과 향은 더해지지만 좋은 균은 오히려 줄어든다. 김치 유산균이 묵은지에는 거의 남아 있지 않은 것과 같은 이치다.

요리의 풍미를 높이는 양념으로 쓰기 위해서는 오래 보관해도

되지만, 좋은 균의 섭취를 목적으로 만들 때는 한 달 정도 발효
시켜 세 달 안에 섭취하는 것을 권장한다.

Q4 ● 발효액에 곰팡이가 생기면?

　⋮··☰ 흰곰팡이는 문제 되지 않는다.

발효액에는 몸에 유해한 푸른곰팡이가 생길 확률은 거의 없다.
간혹 흰곰팡이가 생기는 경우가 있지만, 공기와 접촉하는 윗부
분에만 생기기 때문에 이 경우에는 윗부분에 생긴 흰곰팡이를
걷어내고 잘 섞어주면 된다.

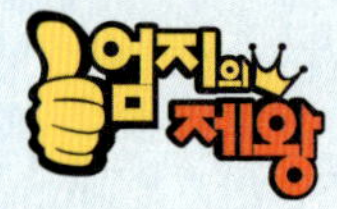

영양제 없이 건강 지키기, 미강

현미가 몸에 좋다는 것은 누구나 알고 있다. 현미는 유산균의 먹이가 되기 때문에 현미를 섭취하면 하루 만에도 강한 유산균이 생성된다. 이래도 백미를 먹어야 할까? 사람들에게 묻고 싶은 것은, 현미 영양분 100%를 섭취할 것인가, 백미 영양분 5%와 95%의 비싼 영양제를 보충하며 유산균을 지킬 것인가 하는 것이다.

하지만, 현미가 좋다는 걸 알아도 깔깔한 식감과 약한 소화력 때문에 현미를 먹지 못하겠다는 사람들도 많이 있다. 그럴 때, 현미의 영양분을 섭취할 수 있는 대체식품으로 미강이 있다.

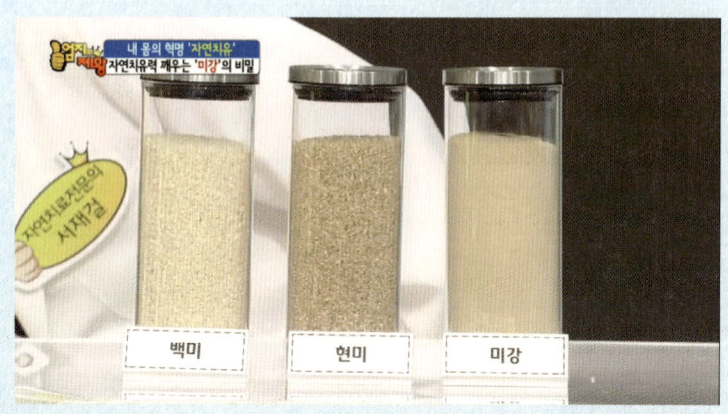

▶ 현미, 백미, 미강

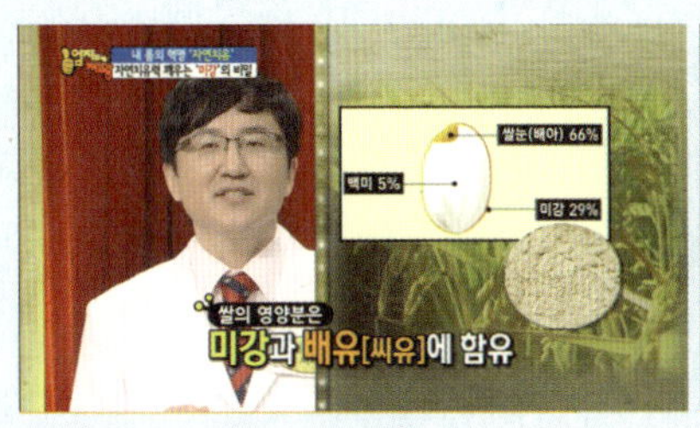

▶ 백미와 미강을 합치면 현미가 된다.

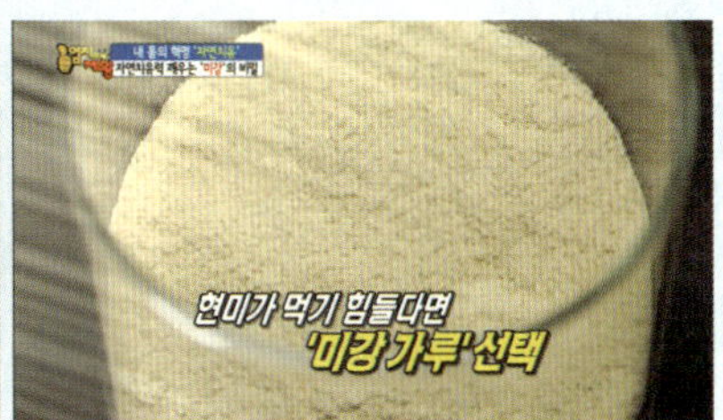

▶ 미강가루

현미의 겉부분을 더 깎으면 백미가 되는 것인데, 이때 깎아낸 껍질, 배아 부분을 따로 모은 것이 바로 미강이다. 즉, 백미와 미강을 합치면 현미가 되는 것이니, 백미를 섭취한다면 미강가루를 함께 섭취하는 것이 영양에 도움이 된다.

미강, 어떻게 먹어야 할까?

미강이 좋은 건 알지만, 물에 타서 먹는 등 섭취법을 제대로 알지 못하는 사람들도 많다. 미강은 그냥 먹으면 우리 몸에 흡수가 되지 않는다. 반드시 음식으로 만들어 먹거나 발효시켜서 몸에 흡수가 되게 만드

미강은 어디서 살 수 있나?

요즘 마트마다 즉석도정미를 파는데, 즉석도정미를 사면 그때 나온 미강가루를 그냥 주기도 한다. 마트나 정미소 같은 곳에서 쉽게 구입할 수 있다.

는 것이 적절한 섭취법이다. 미강은 그 효능이 알려지기 전에는 농사지을 때 영양제로 쓰일 정도로 영양덩어리였다. 먹는 방법을 제대로 알면, 영양제를 먹지 않고도 건강을 지킬 수 있다.

살짝 볶아라!

미강은 냉동실에 보관하여 먹을 양만큼만 꺼내 가볍게 볶아서 섭취한다. 이유는, 미강에는 영양소가 너무 많아서 상하기 쉽기 때문이다. 그래서 살짝 볶은 후 식혀서 담아두면 먹기 좋다.

밥에 섞어라!

볶은 미강은 밥과 섞어 먹으면 좋다. 밥을 지을 때 넣어도 되지만, 미강가루가 가벼워 압력밥솥의 배출구를 막을 수 있으니 밥을 지은 후 미강가루를 약간 섞어 먹는 것이 효과적이다.

장에 넣어 반찬으로 활용하라!

전통 장 속에 미강을 첨가하면 식이섬유도 풍부해지고 유산균이 강화된다. 된장으로 반찬을 할 때 미강가루를 넣으면, 된장의 짠맛을 줄일 수 있고 맛도 고소하고 담백해진다. 볶은 미강을 섞어서 사용하면 된다.

청국장에도 미강을 넣을 수 있는데, 처음에 청국장을 반만 넣고 끓인 다음, 다 끓었을 때 나머지 반과 미강가루를 첨가하면 된다.

10분의 기적, 유산균 고추장

예전에는 잘 걸리지 않던 병들이 점점 생겨나는 이유가, 제대로 된 발효음식을 먹지 않기 때문이다. 사실 옛날에는 집집마다 장을 담갔다고 하지만, 아파트에 살면서 장을 담근다는 것이 쉽지 않다. 그래서 〈엄지의 제왕〉에서 특별히 공개하는 비결! 10분 만에 유산균 고추장 만드는 법을 소개한다.

[유산균 고추장 만들기]

1. 현미효소를 만들자!

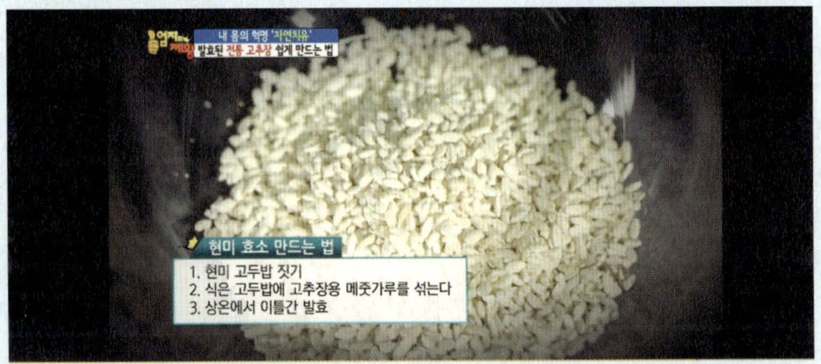

▶ 현미효소 만드는 과정

유산균 고추장은 엿기름 대신 현미효소를 사용한다. 이렇게 하면 유산균은 늘리고 발효기간을 줄일 수 있다는 장점이 있다. 엿기름으로 만들면 발효에 6개월이 걸리는 반면, 현미효소로 담그면 발효 속도가 20배나 빠르다. 또, 현미효소는 단백질과 당을 분해하고 발효시키는 역할을 한다. 현미를 물에 불려 고두밥을 지은 다음, 메줏가루를 섞어 상온에서 이틀간 발효시키면 된다.

2. 비율을 맞춰서 섞는다!

재료: 현미효소, 고춧가루, 메줏가루, 천일염, 물

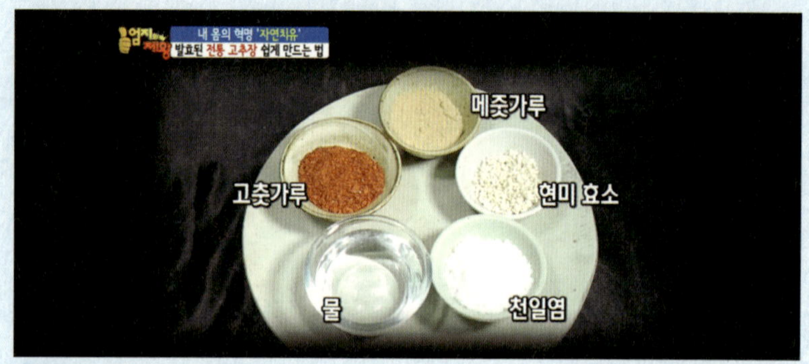

　　고추장을 만들 때, 비율이 아주 중요하다. 유산균 고추장에 필요한 재료의 비율은 다음의 사진과 같다. 비율에 맞게 재료를 준비한 다음, 현미효소, 고춧가루, 메줏가루, 천일염을 잘 섞어서 물을 붓고 항아리에 담는다.

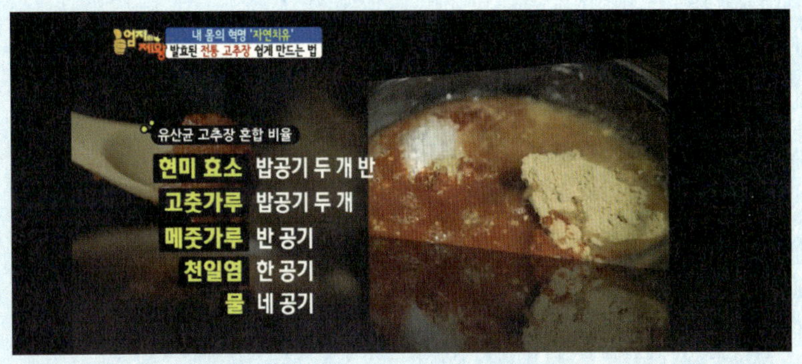

이때, 햇빛에 노출되지 않도록 색이 있는 용기나 항아리에 넣는 것이 좋다. 고추장이 발효되면서 가스가 배출되기 때문에 공기가 통하도록 천으로 입구를 덮어둔다. 바람이 잘 통하는 따뜻한 곳에 보름 정도 놓아두면, 1억 마리의 유산균이 생성되는 고추장이 완성된다. 보름 후에는 냉장 보관하는 것이 좋다.

이렇게 만든 유산균 고추장과 시중에 파는 고추장을 인삼에 비교한다면, 인삼을 먹는 것과 인삼맛 사탕을 먹는 것의 차이라고 생각하면 된다. 제대로 발효시킨 장만 먹어도 우리 건강에 필요한 유산균을 지킬 수 있다는 사실, 꼭 기억하자.

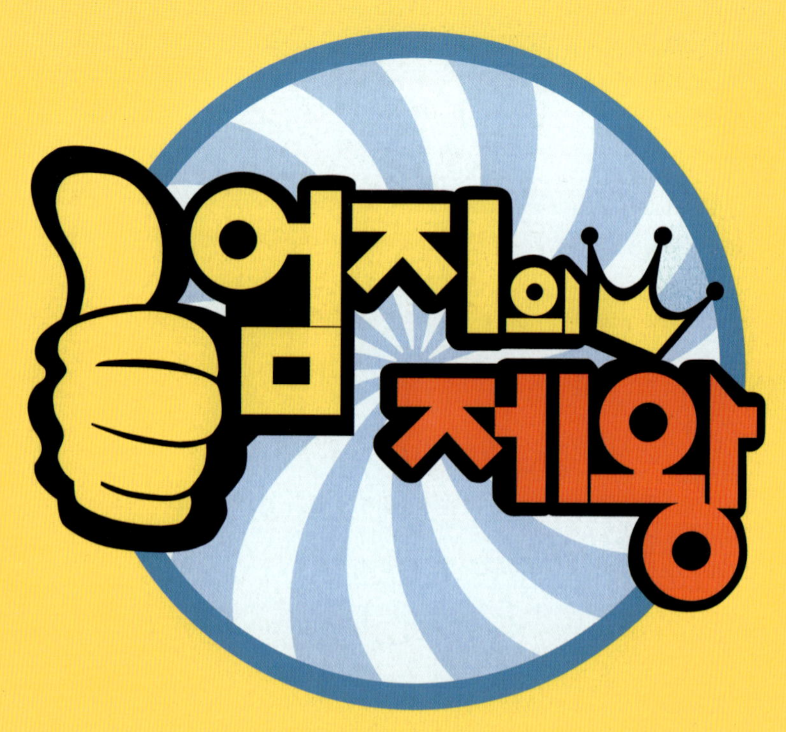
엄지의 제왕

05

시간과 순서만
바꿔도 건강해지는
밥상혁명

밥상혁명 1
먹는 시간의 비밀

매일 마주하는 밥상을 바꾸지 않으면 내 몸이 바뀌지 않는다. 유기농이나 영양제 등 아무리 몸에 좋은 것이라도 먹는 방법이 잘못되면 절대 건강해질 수 없다. 건강을 위해 어떻게 먹어야 하는지, 먹는 시간에 대해 먼저 알아보자.

음식마다 먹는 시간이 따로 있다. 즉, 식사 시간에 따라 달라지는 건강의 비밀이 있다. 똑같은 음식도 언제 먹느냐에 따라 독이 되기도 하고 약이 되기도 하는 것이다. 흔히 음식을 먹는 시간을 말할 때 예로 드는 것이 사과다. 아침에 먹는 사과는 황금과도 같다는 말이 있지만, 사과를 밤에 먹으면 위산 분비를 촉진시켜 숙면을 방해하고, 심하면 위 건강을 해칠 수 있다.

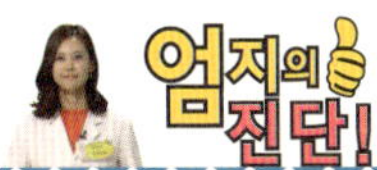

허미숙 한의사님_ 대전대학교 한의과대학 졸업, 한방비만학회 · 대한침구학회 회원,
바디위시한의원 원장

└, 그렇다!

똑같은 음식이라도 먹는 시간에 따라 독이 될 수도 있고 약이 될 수도 있다. 각각의 장기가 최적화되는 시간에 따라 그에 부합하는 영양소를 공급해주면, 우리는 평생을 건강하게 살아갈 수 있다.

한의학에서 유명한 고서 중 하나인 〈황제내경〉을 살펴보면, '하늘과 인간은 서로 조화롭게 상응된다'는 말이 있다. 정해진 시간에 따라 몸에 있는 기운의 흐름이 달라진다는 뜻이다. 쉽게 말하면 인체 내에는 시간에 따른 생체리듬을 주관하는 생체시계가 있다는 것인데, 우리 몸의 장기는 각각 시계를 가지고 있어 시간대별로 알맞은 대응을 해주어야 건강을 유지할 수 있다는 말이다.

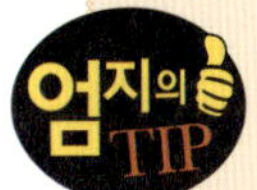

실제로 생체시계가 있을까?

한의학의 침법에서도 시간의 중요성이 존재한다. 시간에 따라 몸이 달라지므로, 치료 또한 시간대에 따라 달리해야 한다. 즉, 시간의 흐름에 따라 혈이 열리고 닫히는 시간이 있어 그때를 찾아서 치료해야 한다는 뜻이다. 침을 맞으러 가면 어떤 날은 손에, 어떤 날은 발에 침을 맞게 되는데, 이것이 바로 혈자리가 열리는 시간 때문이라고 이해하면 된다.

생체시계를 스스로 느낄 수 있나?

대부분의 사람들이 점심을 먹고 오후 3시쯤 되면 피로감을 느끼면서 몸이 늘어지는 경험을 해보았을 것이다. 이것은 '소장' 활동이 끝나간다는 신호라고 생각하면 된다. 만약 평소에 잠을 자다가 새벽 3~4시쯤에 기침을 자주 하는 편이라면 이것은 '폐'가 약하다는 신호다. 이처럼 우리 몸이 보내는 여러 가지 신호를 통해 장기들의 현재 상태를 짐작할 수 있다.

독 또는 약 만드는
생체시계

우리 몸의 생체시계 때문에 똑같은 음식도 언제 먹느냐에 따라 몸에 주는 영향이 다르다. 하지만, 어떤 영향이 어떻게 다를까? 〈엄지의 제왕〉에서는 이를 증명하기 위한 실험을 진행하였다. 실험의 주제는 '시간영양학'으로, 같은 종류의 고기를 다른 시간대에 섭취한 후 건강상태를 비교해보는 실험이다.

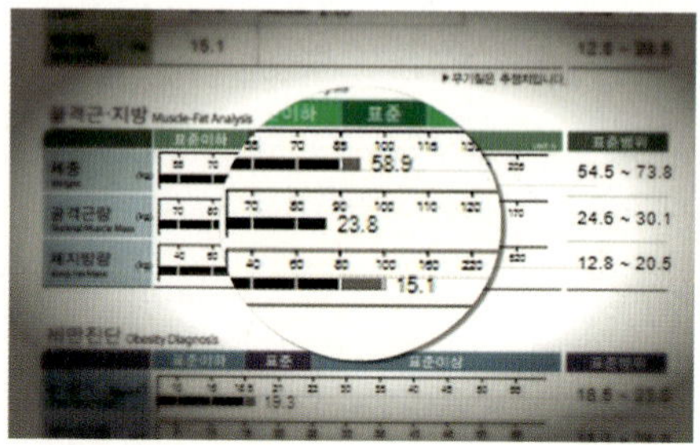

▶ 실험 전 허 원장의 건강상태

허미숙 한의사가 직접 실험에 참가하였는데, 실험 전 허 원장의 건강상태는 전체적으로 양호한 수치를 유지하고 있었다. 몸무게는 59kg에 체지방은 표준 상태를 유지하고 있었다.

실험 방법

1주차 : 매일 저녁 10시, 고기를 먹은 후 몸의 변화 체크
(체중과 콜레스테롤 수치 변화)
2주차 : 첫 주와 똑같은 고기를 낮 1시에 먹은 후 몸의 변화 체크

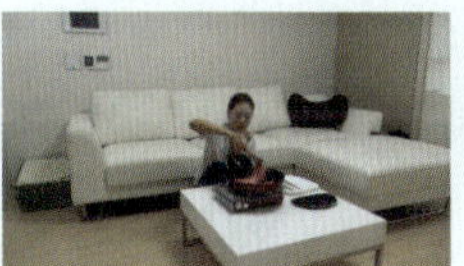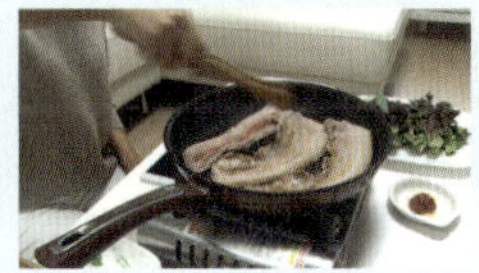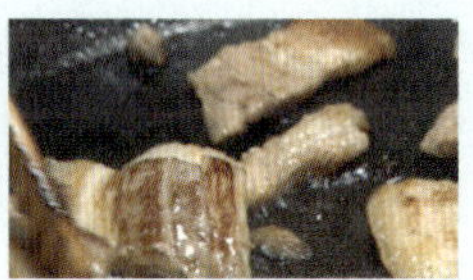

실험은 2주에 걸쳐 진행하였다. 실험 방법은 첫 주는 저녁식사로, 둘째 주는 같은 메뉴의 고기를 점심에 먹는 식이었다. 물론, 1일 섭취량인 200~300g의 고기를 먹은 것이기 때문에 양으로 보면 특별히 많은 양은 아니었다.

월	화	수	목	금	토	일
삼겹살 (돼지고기)	안심 (소고기)	치킨 (닭고기)	목살 (돼지고기)	등심 (소고기)	오리로스 (오리고기)	족발 (돼지고기)

실험을 직접 진행한 허 원장은 고기를 저녁에 섭취하던 첫 일주일

동안 소화불량 증세로 힘들었다고 한다.

"실험을 하면서 위기가 왔던 날은 목요일부터였어요. 점심 때부터 소화가 안 돼서 더부룩하고 가슴이 많이 답답했지요. 그런데 고기를 또 억지로 먹었잖아요. 그래서 그날은 소화제를 먹고 잤어요. 그런데 다음 날, 고기를 다 못 먹겠더라고요. 침놓고 손 따고 정말 힘들었어요. 새벽 3시가 넘어서 겨우 잠이 들었어요."

허 원장은 실험 5일 만에 소화불량에 건강상태가 악화되었다. 하지만 끝까지 실험을 마치고 건강상태를 다시 체크해보았다. 결과는, 몸무게가 2.8kg 증가하고 체지방이 800g 증가하였으며 허리둘레가 2인치 증가하였다.

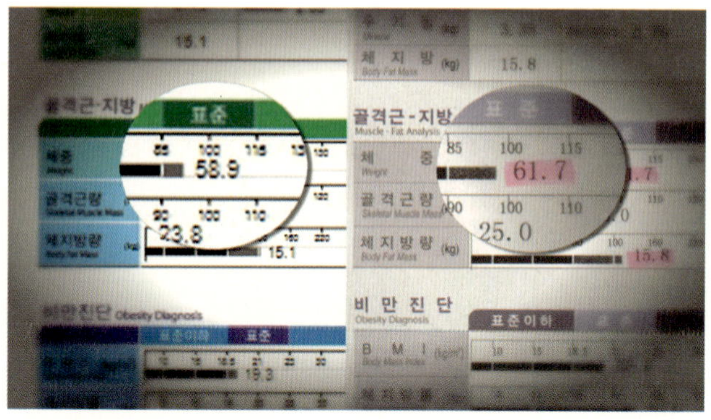

▶ 실험 전(좌)과 실험 1주 후(우) 건강상태 비교

"실험 5일차에는 소화는 안 되는데 오히려 식욕은 왕성해졌어요. 자꾸 먹으니 하루 종일 더부룩하고 집중력이 떨어졌고요, 밤에는 숙면을 취할 수 없어 몸이 많이 부었어요. 실험이 진행되던 토요일에는 정말 피곤했어요. 저녁에 소변에서 고기 냄새도 나고 거품도 생겼어요."

가장 힘들었던 것은 역류성 식도염이 찾아왔다는 것이다. 한의사는 말을 많이 해야 하는 직업인데 신물이 올라오고 목이 따끔거려 일상생활에 무리가 되었다.

이후 허 원장은 2주차에 1주차와 같은 양과 종류의 고기를 낮에 섭취하였다. 그 결과는 놀라웠다. 같은 고기를 섭취하였음에도 불구하고 오히려 살이 빠지고 허리둘레도 줄고 중성지방도 이전 수준으로 떨어지게 되었다.

	실험 전	1주차 밤, 고기 섭취	2주차 낮, 고기 섭취
몸무게 (체지방률)	58.9kg (15.1)	61.7kg (15.8)	59.2kg (14)
허리둘레	27인치	29인치	26인치
[혈액검사] 중성지방	65	154	67

허 원장은 점심에 고기를 섭취한 이후, 수치상으로 나타난 결과도 놀라웠지만 몸으로 직접 느낀 점도 달랐다고 말한다.

"점심에 고기를 섭취하면서는 일상생활에 활력을 되찾고, 단 음료도 당기지 않았어요. 무엇보다 숙면을 취할 수 있어 기분이 상쾌해졌고, 점심에 고기를 섭취한 지 2일 정도 지나니 몸의 붓기가 빠지는 듯한 느낌이 들고 더부룩함이 사라지고 소화도 잘되었어요."

내장기관도 쉴 시간이 필요하다

우리 몸은 밤을 쉬는 시간으로 기억하고 있다. 따라서 내장기관도 휴식을 취하는 상태가 되는 것이다. 그런데 내장기관이 쉴 준비를 하고 있는 시간에 몸속으로 고기, 즉 소화가 어려운 단백질이 들어가면 위와 장은 지칠 수밖에 없다. 엉뚱한 시간에 새로 들어온 음식이 마침 소화

엄지의 정리 | 밤에 고기를 먹는 것이 왜 나쁠까?

낮에는 세로토닌이 분비되어 면역기능이 활성화되지만, 밤에는 멜라토닌이 분비되어 장기는 휴식시간을 가져야 한다. 밤에 섭취해 소화되지 못한 단백질은 발암물질이나 다양한 알레르기 등을 유발할 수 있으며 면역체계의 혼란을 일으킬 수 있다.

가 힘든 고기이기 때문에 위와 장은 쉬지 못하고 계속 일을 해야 하는 상황이 되는 것이다. 위와 장은 지치고 호르몬이 균형을 잡지 못해 체지방이나 중성지방 수치를 악화시키는 것이다.

이런 변화는 5일 만에 나타날 만큼 즉각적이다. 즉, 오늘밤 야식으로 먹는 고기는 장 건강을 바로 위협할 수 있다는 점을 기억해야 한다. 장이라는 기관에는 공복의 리듬이 필요한데, 공복을 위해 존재하는 시간에 다시 음식이 들어오면 장은 청소를 마저 끝낼 수가 없게 됨을 반드시 기억해야 한다.

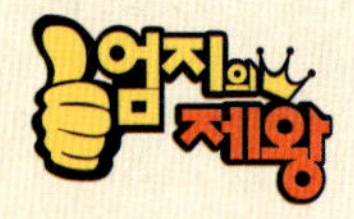

Q1 ● 실험 중 소변에서 거품이 나는 이유가 뭘까?

신장이 미처 제거하지 못한 단백질이 소변을 통해 배출되면서 이런 증상이 나타나게 된다.

Q2 ● 소화불량인데 왜 식욕이 당길까?

고기를 먹음으로써 밤에 과도한 단백질을 섭취하였지만 탄수화물은 부족하게 되었다. 즉, 다음 날 아침이 되면 탄수화물이 필요하다는 몸의 신호가 오게 되어 자꾸 먹게 되는 것이다. 결국 폭식은 또 다른 폭식을 부른다.

Q3 ● 실험 중 배변활동의 문제는?

변은 묽게 배출되고 소화되지 않은 이물질이 신장에 부담을 주어 부종을 유발하게 된다.

Q4 ● 왜 역류성 식도염이 생길까?

새벽까지 위 속에 음식물이 남아 있으면 몸은 단백질을 소화시키기 위해 위산 분비를 촉진하게 되는데, 그 때문에 위산이 역

류하기도 한다. 또한, 밤에 고기를 먹고 바로 누우면 위와 식도
의 괄약근이 열리면서 위 안의 음식물이 식도로 역류하게 되어,
심하면 식도염을 일으킬 수 있다.

건강한
식생활 시간표를 짜자

건강해지려면 음식 먹는 시간부터 바꿔야 한다. 그렇다면, 우리는 건강을 위해 몇 시에 무엇을 먹어야 할까?

낮 12시, 단백질 TIME

아침에 일어나 씻고 밥 먹고 출근 또는 집안일을 하고, 어느덧 낮 12시가 되었다. 낮 12시에는 무엇을 섭취하는 것이 좋을까? 정답은 단백질, 즉 고기류다. 낮 12시에 먹는 고기는 보약보다 좋다. 즉, 점심식사로 단백질 위주의 식단을 섭취하면 생활의 활력을 높이고, 민첩성을 증가시키고 유지하는 데 도움이 된다는 연구결과도 존재한다.

미국 시카고 의과대학의 연구에 따르면, 낮에 단백질 위주의 식사를 하면 활력을 높이고 민첩성을 증가시킨다고 한다.

또, 단백질을 완전하게 소화시키기 위해서는 시간이 필요한데 밤이 아닌, 낮에 섭취를 하는 것이 좋다. 밤에는 장 기능이 떨어져 소화·흡수 기능도 떨어지기 쉽기 때문에 단백질이 완전하게 소화되지 않을 수 있다.

오후 3시, 견과류 TIME

점심으로 고기를 먹고, 일을 한 후 3시면 찾아오는 나른함은 견과류로 해결할 수 있다. 이때 먹는 견과류는 자양강장제 역할을 한다.

소장의 기운이 떨어지는 오후 3시에는 급격하게 당이 떨어지게 되고, 졸리거나 집중력이 저하된다. 대부분의 사람들은 설탕이 들어간 단 커피나 초콜릿 등을 섭취하면서 만족을 하지만, 이 시간에 단 음식을 섭취하게 되면 오히려 저녁에 혈당이 급격히 떨어져 폭식하게 될 가능성이 크다. 대신 견과류를 씹으면 뇌의 혈류량을 늘려 두뇌 활성화에 도움이 되고, 혈당을 올리지 않아 저녁에 급격히 당이 떨어질 염려가 없기 때문에 폭식까지 방지할 수 있다.

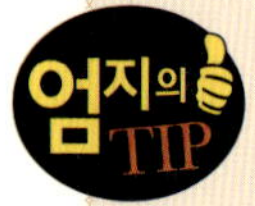

어떤 견과류를 얼마나 먹는 것이 좋을까?

호두 2알이 가장 좋다. 호두는 그 모양부터 뇌와 비슷하게 생겼는데, 전반적으로 뇌를 보호하고 있는 인지질을 좋은 지방산 쪽으로 변화시킨다. 호두를 소화시키는 과정에서 나오는 세로토닌이 행복감을 주는 호르몬이다. 하지만 칼로리가 높기 때문에 2알 정도 먹는 것이 가장 좋다.

견과류는 보관하는 방법이 중요하다?

견과류는 쉽게 곰팡이가 생길 수 있기 때문에 보관하는 방법이 중요하다. 소량을 냉장 보관하여 먹는 것이 좋다.

저녁 6시, 익힌 채소 TIME

저녁 6시는 익힌 채소로 내 몸을 살리는 시간이다. 이 시각에는 미각이 가장 예민해진다. 그래서 고지방·고탄수화물 음식을 먹으면 폭식할 위험이 있기 때문에 포만감을 주는 식이섬유가 많이 든 채소를 먹는 것이 좋다. 그리고 밤을 지내기 위한 약간의 지방을 필요로 하기 때문에 익힌 채소에 들기름을 곁들여 먹으면 더욱 좋다.

채소를 익혀 먹어야 하는 이유는, 밤사이 체온이 떨어지기 때문이다. 우리 몸의 체온은 1℃만 떨어져도 면역력이 30%가 저하된다. 그러므로 저녁에는 체온이 더 떨어지지 않도록 음식을 따뜻하게 해서 먹는 것이 중요하다.

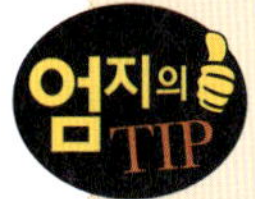

저녁에는 아보카도를 익혀 먹는 것을 추천한다. 아보카도는 간 해독에 필요한 글루타치온 성분이 풍부하다. 그리고 아보카도에는 불포화지방이 많이 들어 있고, 식욕 억제에 도움이 되기 때문에 먹는 것이 습관이 되면 좋은 저녁식단이 될 수 있다.

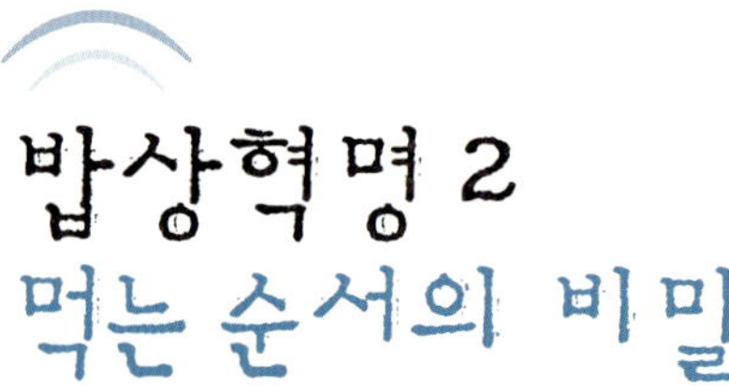

밥상혁명 2
먹는 순서의 비밀

밥상을 보면 10년 뒤 내 몸 건강이 보인다고 한다. 음식은 무엇을 먹느냐도 중요하지만, 어떻게 먹느냐가 더 중요하다. 음식을 먹는 방법과 음식 먹는 순서에 담긴 비밀을 알아보자.

첫 숟가락이 건강을 결정한다

한국 사람의 가장 큰 문제는 단맛, 짠맛, 고소한 맛에 길들여져 있다는 것이다. 이것은 탄수화물 중독인데, 대부분의 사람들이 밥을 먼저 먹고 반찬을 먹는 순서만 봐도 알 수 있다. 이 순서만 바꾸어 첫 숟가락으로 반찬을 먹으면 건강을 지킬 수 있다.

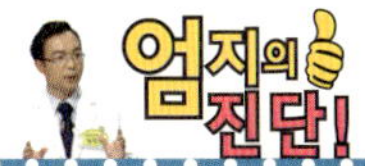

박민수 원장님_ 서울대학교 의과대학원 의학박사, 고려대학교 보건대학원 교수, 서울ND의원 원장

└, 그렇다! 거꾸로 식사법이 답이다.

식사할 때 채소반찬 → 고기반찬 → 밥 순으로 먹는 방법이 건강을 지키는 열쇠다.

밥이나 면처럼 혈당 수치를 급격히 높이는 탄수화물 위주의 음식보다 식이섬유 음식을 장에 먼저 보내는 것이 좋다. 채소나 과일을 먼저 섭취할 경우, 채소 속에 함유된 식이섬유가 장에서 당질과 지질이 천천히 흡수되도록 도와 불필요한 콜레스테롤을 배출해주기 때문이다. 그리고 음식을 장에 보내기 위해서는 최소한 5분이 필요한데, 채소를 천천히 씹어 5분 이상 먹는 것이 가장 이상적이라고 할 수 있다.

건강을 되찾는 기적의 거꾸로 식사법

실제로 이 실험을 주도한 박민수 원장은, 과거에 복부비만이었다. 내장지방을 빼기 위해서는 식습관 관리가 필수였는데, 본인의 식사를 분석해보니 식사 속도가 너무 빠르고 밥의 섭취가 많음을 알게 되었다. 이후부터 밥 섭취를 줄이기 위해 반찬부터 먹기 시작했는데, 섬유질을 먼저 먹으니 자연스럽게 식사 속도가 느려졌다. 그래서 더 효과적인 방법을 연구하다가 발견한 것이 바로 거꾸로 식사법이다.

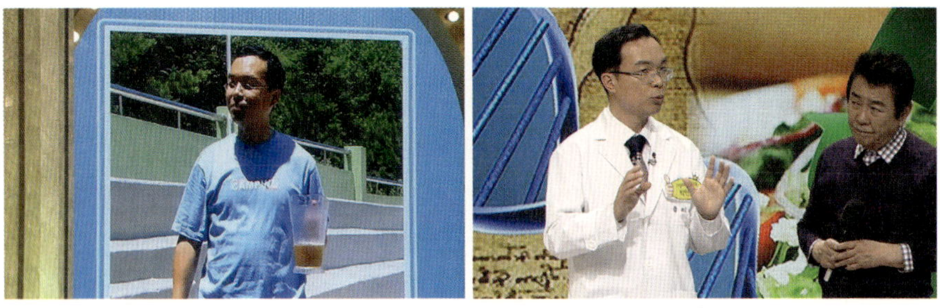

▶ 거꾸로 식사법을 시행한 박 원장의 전(좌)과 후(우) 모습 비교

거꾸로 식사법을 진행하면서 박 원장은 3개월 동안 12kg의 체중 감소효과를 경험하였고 허리둘레도 6인치가 줄었으며, 요통이 감소하고 아침 기상 시에 활력을 찾을 수 있게 되었다고 한다.

1. 체중 12kg 감소
2. 허리둘레 36인치에서 30인치로 감소
3. 고질적인 요통 감소
4. 기상 시 활력 증가

"많은 사람들이 체중 감소 부분에서 가장 많이 의심을 갖습니다. 하지만 거꾸로 식사법을 하면 자연적으로 빨리 먹기, 많이 먹기, 섬유질 섭취 부족과 같은 문제가 해결이 되기 때문에 가능합니다."

그렇다면, 허리둘레 6인치 감소는 건강에 어떤 변화를 가져올 수 있을까? 우리 몸에서 내장지방의 양을 반영하는 수치가 허리둘레라고 할 수 있는데, 허리둘레가 2인치만 줄어도 고혈압 환자는 혈압이 안정되고, 당뇨 관련 혈당이 정상화되며, 고지혈증 환자는 콜레스테롤 수치가 개선된다. 또한, 비만과 관련된 암 발생이 감소하게 된다. 6인치가 줄었다면, 건강상태에 큰 호전이 있는 것으로 봐야 한다.

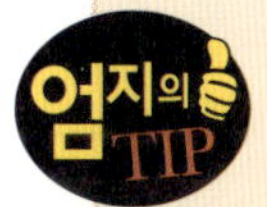

식사 순서만 바꿔서 건강이 호전된 사례가 있을까?

고도비만이나 당뇨병 환자들은 심리치료와 영양치료를 병행해야 한다. 대부분의 사람들이 스트레스를 풀기 위해 폭식을 하기 때문에 스트레스를 풀기 위한 심리치료를 선행한 후, 영양치료 시 식습관 교육을 하며 배고픔을 즐기는 방법이나 거꾸로 식사법 등을 통해 상태를 호전할 수 있다.

대부분의 경우 거꾸로 식사법을 통해 체중이 10% 감소하였으며 당 수치도 감소하였다.

일본 오사카 부립대학의 연구결과에 따르면, 거꾸로 식사법 시행 후 당뇨 전 단계 환자들의 콜레스테롤, 중성지방, 공복혈당 수치가 감소하였다.

거꾸로 식사법
프로젝트

〈엄지의 제왕〉에서는 거꾸로 식사법에 대한 궁금증을 풀기 위해 직접 실험을 해보았다. 다양한 연령대의 10명의 참가자들에게 밥, 국, 반찬, 후식으로 준비된 평범한 식단을 제공하고 첫날은 평소처럼 먹고, 다음 날은 거꾸로 식사법대로 섭취하게 한 후 혈당을 체크해보았다.

실험 방법

1. 20~40대까지 10명의 참가자들이 실험에 참가
2. 밥, 국, 반찬, 과일 후식 등으로 구성된 평범한 식단을 제공 평소대로 먹고 혈당 체크
3. 다음 날, 똑같은 식단을 거꾸로 식사법대로 먹고 혈당 체크

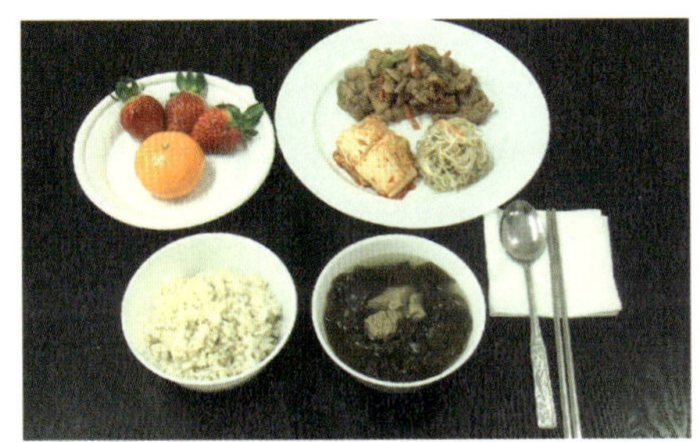

▶ 식단

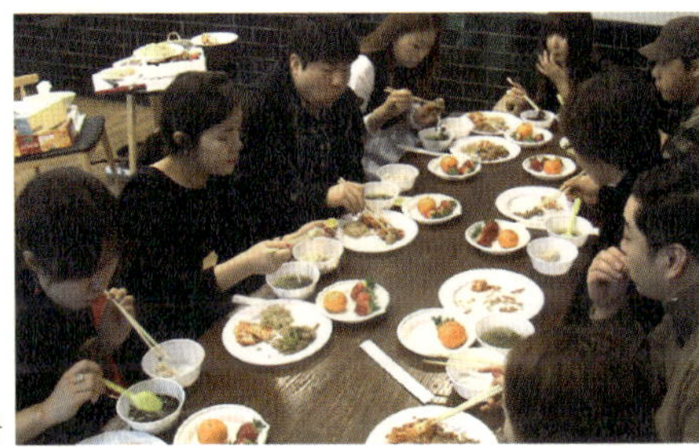

▶ 실험 참가자들

첫 번째 날의 실험에서 참가자들 대부분은 일반적인 식사법대로 밥 → 반찬 → 후식의 순서로 식사를 하였다. 2시간 후, 평균 혈당이 상승한 결과를 얻을 수 있었다.

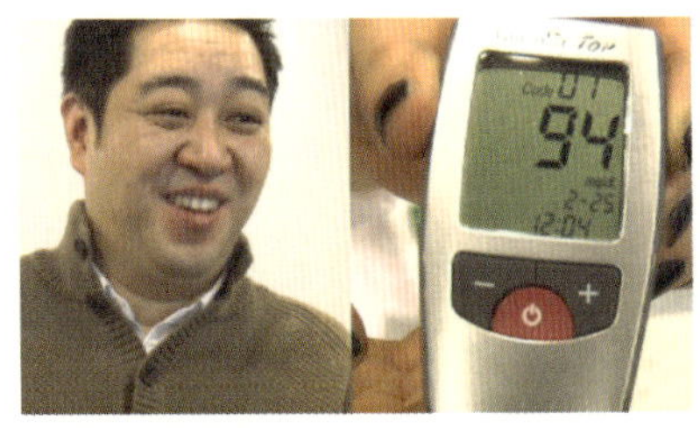

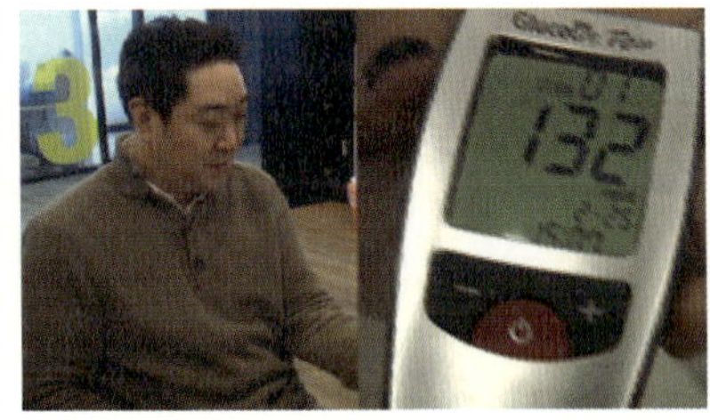

▶ 식사 후 평균 혈당 수치가 상승했다.

다음 날, 참가자들에게 같은 식단을 제공하면서 식사 순서를 정해주
었다. 후식을 먼저 먹고 채소반찬 → 국 → 고기반찬 → 밥의 순서로 식
사를 하게 한 것이다. 식사 2시간 후, 혈당을 체크하였더니 전날과 비
교해 혈당이 떨어진 것을 발견할 수 있었다.

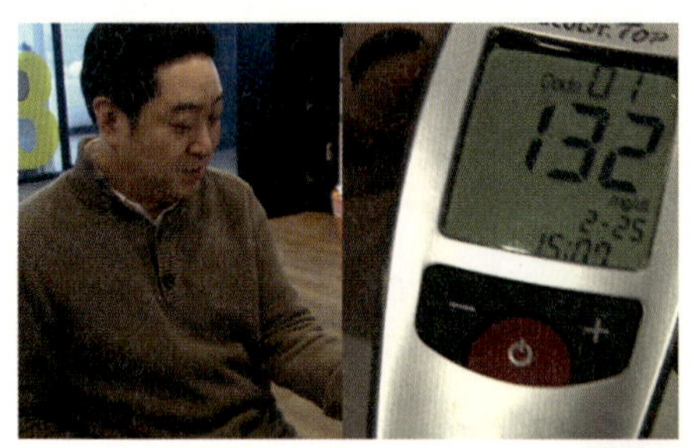
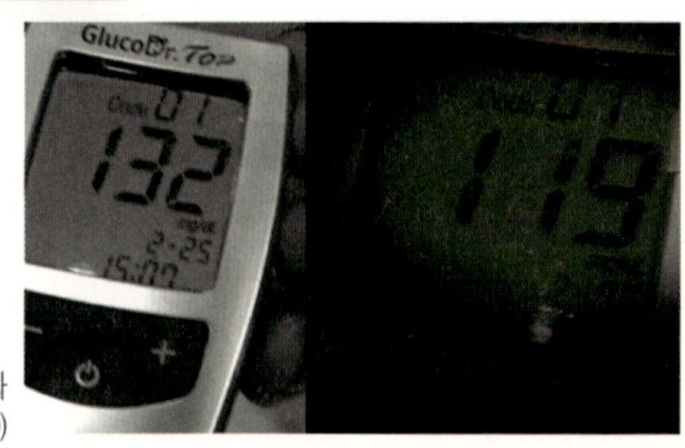

▶ 첫날 식후 혈당 수치(132)와
둘째 날 식후 혈당 수치(119)

혈당 잡는 거꾸로 식사법

똑같은 음식을 먹는 순서만 다르게 했는데 혈당 차이가 최고 9배가
났다. 왜 이런 결과가 나타난 것일까?

혈당을 결정하는 것은 탄수화물이다. 어떤 탄수화물을 섭취하는가에 따라 다르다. 후식부터 먼저 먹는 거꾸로 식사법을 하면, 전체적으로 먹는 밥의 양이 줄어들기 때문에 탄수화물 섭취량이 감소하게 된다. 그리고 채소는 같은 양을 섭취하더라도 당을 올리는 비율이 상대적으로 낮다. 이렇게 섭취하는 당 지수를 낮춤으로써 혈당을 내려 당뇨 위험을 감소시키고, 건강한 섬유질 식사를 통해 장 건강을 향상시킬 수 있다.

먹는 순서만 바꿔도 내 몸이 바뀐다

어떤 순서로 먹어야 할까?

많은 사람들이 씹기 편하고 부드러운 음식을 주로 먼저 먹는다. 하지만 거꾸로 식사법의 포인트는 입맛의 인내력을 길러주는 것으로, 씹을 때 오래 걸리더라도 기본 습관을 바꾸는 데 있다. 일반적으로 음식을 먹을 때는 밥을 먹고 난 후 반찬을 먹는다. 거꾸로 식사법은, 먼저 소량의 후식을 5분 정도 천천히 섭취하는 것으로 시작한다. 이후, 반찬을 먼저 먹고 밥을 먹는 순서로 식사를 하면 된다. 이때, 채소반찬 → 고기반찬 → 밥 순서로 먹는 것이 좋다.

즉, 참나물무침 → 달걀찜 → 밥, 혹은 배추김치 → 불고기 → 밥, 아니면 미역국의 건더기 → 달걀찜 → 밥의 순서를 번갈아가면서 먹으면,

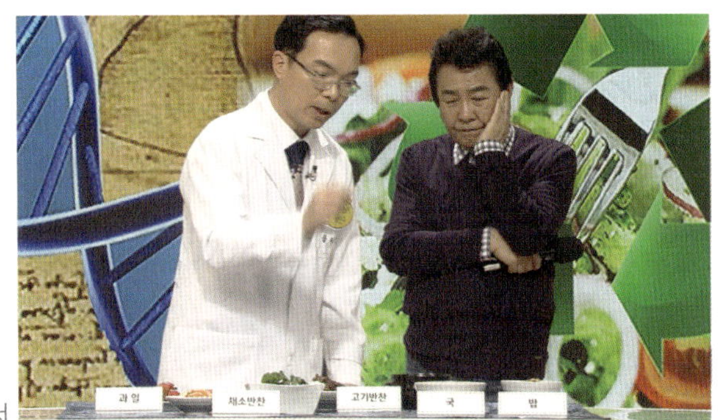

▶ 먹는 순서

자연적으로 먹는 밥의 양이 줄어들고 섬유질을 섭취하는 양이 늘어나게 되는 것이다.

일부에서는 먹다 보면 결국엔 순서가 같아지는 것이 아니냐는 우려를 보인다. 이를 방지하기 위해 극단적으로 거꾸로 식사법을 시행하는 경우, 채소반찬을 다 먹은 후 고기반찬, 그다음에 밥을 먹기도 한다. 하지만, 그렇게 되면 거꾸로 식사법을 시행한 지 얼마 되지 않아 포기하는 경우가 많아진다. 그렇기 때문에 일반적으로 실천 가능한 방법으로 순서를 바꾸는 것을 제안한 것이다. 이렇게 하면 결국 섭취하는 밥의 양이 줄어들게 되는 결과를 얻게 되므로 거꾸로 식사법의 효과는 있다고 할 수 있다.

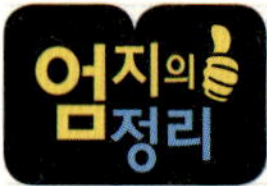

식사 순서를 바꿨다고 식사량이 감소하는 이유는?

포만감이 높고 오래 씹어야 하는 채소 섭취를 먼저 함으로써 식사 속도를 늦추고 식사량을 줄이는 효과를 얻을 수 있다. 결국, 장기적으로는 복부비만을 해소할 수 있다.

천천히 먹으면 식욕이 억제된다?

비만의 원인은 폭식, 과식, 섬유질 섭취 부족이다. 이는 스트레스가 주된 원인으로 단맛, 짠맛에 과도하게 집착하게 되어 폭식과 과식을 하게 되는 것이다. 게다가 많은 현대인들의 식사 시간은 대개 10분을 넘지 못한다. 이때 '빨리' 먹는 것은 '적게' 먹는 것을 의미하지 않고, 본인의 1인분을 그냥 빨리 먹는다.

이렇게 빨리 식사를 하는 이유는 심리적으로든 육체적으로든 폭식을 즐기는 욕구 때문이라고 할 수 있다. 빨리 먹으면 도파민이 분비되고 기분이 좋아지게 되는데, 이것이 음식 중독이다. 그 결과로 탄수화물에 먼저 숟가락이 가게 되는 것이다.

거꾸로 식사법을 직접 해보면, 식사 시간이 15~20분으로 길어지게 된다. 식사 후 20분 이상이 되면, 식욕억제호르몬인 렙틴이 나와 음식 먹기가 불쾌해지기 때문에 렙틴이 분비되기 전에 재빨리 음식을 먹어 치우는 것이다. 꼭꼭 씹으면 음식을 천천히 먹을 수밖에 없고 식욕억제

현대인의 경우 '바쁘다', '귀찮다' 등의 이유로 빠른 식습관을 가지고 있다. 위는 70% 정도가 차면 포만감을 느끼게 하는데, 위가 '이제 음식이 가득 찼어!'라고 느끼게 하는 시간은 약 10~15분이다. 10분 이내에 식사를 한다면, 위가 포만감을 느끼기 이전에 많은 양을 섭취하게 되는 것이다. 비만의 경우, 빠른 식습관을 가지고 있는 사람이 많다. 천천히 식사하여 포만감을 느끼게 되면 배가 불러 더 이상 먹지 않게 되기 때문에 건강에 이롭다.

호르몬인 렙틴이 활동할 충분한 여유도 만들어진다.

거꾸로 식사법, 이것만 주의하면 나도 할 수 있다

거꾸로 식사법은 음식을 가려 먹거나 제한하지 않고도 간단한 방법으로 식습관을 개선하여 건강에 효과를 볼 수 있는 실천 가능한 방법이다. 섬유질이 풍부한 채소를 가장 먼저 먹는 것은 매우 중요하며, 반찬을 먹고 밥을 나중에 먹는 순서를 꼭 지켜야 한다.

또한, 빨리 먹는 습관을 버리고 천천히 먹는 것이 중요하다. 가급적 숟가락을 사용하지 말고 젓가락만으로 식사를 해보는 것도 좋다. 식사 때 젓가락을 계속 쥐고 있는 습관을 버리면 식사량을 조절하는 데 도움이 된다. 밥상 위의 아주 사소한 습관이 10년 뒤 내 건강을 좌우할 수 있음을 반드시 기억해야 한다.

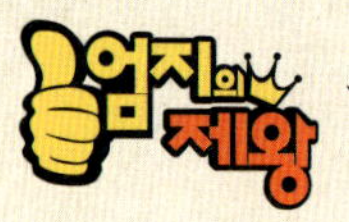

Q1 ● 회식 자리에서도 고기를 먹고 난 후 밥을 먹는데, 결국 순서는 같지 않을까?

일반적으로 회식 자리에서 고기를 섭취할 때에는 술을 마시게 된다. 술은 음식 통제력을 망가뜨리는 역할을 하므로 결과적으로 폭식을 부른다.

Q2 ● 비만세포는 언제 결정될까?

사춘기 때 평생의 비만세포가 결정된다. 사춘기 자녀들이 거꾸로 식사법으로 채소 섭취량을 늘리면 평생 비만 방지에 도움이 될 것이다.